UDO RENZENBRINK

Ernährung in der zweiten Lebenshälfte

SOZIALHYGIENISCHE SCHRIFTENREIHE

9

Herausgegeben vom
Verein für erweitertes Heilwesen
Bad Liebenzell

UDO RENZENBRINK

Ernährung in der zweiten Lebenshälfte

VERLAG FREIES GEISTESLEBEN

CIP-Kurztitelaufnahme der Deutschen Bibliothek

Renzenbrink, Udo:
Ernährung in der zweiten Lebenshälfte / Udo Renzenbrink. —
Stuttgart: Verlag Freies Geistesleben, 1981.
(Sozialhygienische Schriftenreihe; 9)
ISBN 3-7725-0169-9
NE: GT

Zeichnungen und Rezepte: Elsbeth Renzenbrink
Einband: Walter Krafft

Satz und Druck: Hans Hawelka, Stuttgart

Inhalt

Einleitung

Alle Geschöpfe auf Erden altern, Pflanzen, Tiere, und auch wir Menschen. Wer könnte gegen den Zeitenstrom schwimmen?

Altern heißt: Schwinden der Kräfte des Lebendigen, Welken und Vergehen, Überhandnehmen der „toten" mineralischen Substanzwelt. Dies beobachtet man beim Menschen bereits in der Lebensmitte. Schon in den vierziger Jahren beginnt ein Rückgang der körperlichen Leistungsfähigkeit, Nachlassen aller Kräfte und biologischer Abbau.

Doch der Mensch ist nicht nur ein biologisches Wesen, das dem Verfall ausgeliefert ist, ihn zeichnet aus, was allen anderen Gliedern der Schöpfung fehlt: das Bewußtsein von sich selbst, das Ich, das geistige Streben. Damit gewinnt auch sein Altern eine andere Bedeutung. Es bringt nicht nur Verlust an körperlicher Kraft, an Schärfe der Sinne und intellektueller Frische, sondern es bereichert den Menschen, indem es ihm Gelegenheit gibt, die Erfahrungen eines langen Lebens in Altersweisheit und Güte zu verwandeln. Die letzte Lebenszeit kann tiefste Erfüllung schenken. Hände, die viel gearbeitet haben, dürfen nun segnen. Das fällt indessen dem Menschen nicht von alleine zu, es ist die Frucht eines langen Ringens um Reife.

Wir finden also im Alter eine Zweiheit: Den dahinwelkenden Leib, zum anderen Geist und Seele, die sich aus der Schwere und dem Welken des Alters heraushalten und sich ihm gegenüber als ein Gegenpol in Jugendfrische behaupten können.

Nun ist beim Altern das Verhältnis zwischen Leib und Seele oftmals nicht harmonisch. Der Leib dient als Instrument für die Seele, mit dessen Hilfe sich die Seele in ihrem Erdenleben verwirklicht. Die freie Entfaltung der Individualität kann jedoch durch den Leib gehemmt werden, einerseits durch eine verhärtete Organstruktur, oder aber durch eine abgelähmte Dynamik der organischen Funktionen. Was sich da im einzelnen abspielt, wird ausführlich darzustellen sein. Hier nur der Hinweis: Bei den Vorgängen des Alterns spielt die Ernährung eine bedeutsame Rolle. Unsere Zivilisationskost entartet immer mehr, und die ernährungsabhängigen degenerativen Erkrankungen nehmen bedrohlich zu.

Dem Bedürfnis nach Informationen über gesunde Ernährung kommt eine Fülle von Literatur entgegen, die jedoch vorwiegend die körperlichen Aspekte berücksichtigt. Hier soll versucht werden, bei der Behandlung der Ernährungsfragen stets das Verhältnis der drei menschlichen Wesensglieder Leib, Seele und Geist im Blickfeld zu behalten. Das ist konkret möglich auf dem Boden der Anthroposophie Rudolf Steiners, die diesen Ausführungen zugrunde liegt. Denn Anthroposophie ist ein Erkenntnisweg, der davon ausgeht, daß das Geistige der Welt durch den Menschen erfahren werden kann, weil sein Geist gleichen Wesens ist wie die Weltengeistigkeit. Das setzt aber eine Erweiterung jenes Bewußtseins voraus, das sich nach Art der heutigen Naturwissenschaft nur an der Sinneswelt orientiert.

Der anthroposophische Erkenntnisweg ist für jeden gangbar, der sich zu ihm entschließt. Die auf ihm zu gewinnenden Einsichten wurden erstmals von Rudolf Steiner dargestellt in einer Form, die den modernen, durch die Naturwissenschaft geschulten Menschen anspricht. Daraus erklärt sich das häufige Zitieren von Äußerungen Rudolf Steiners in diesem Buch. An die von ihm aufgezeigten Zusammenhänge versuche ich den Leser heranzuführen mit Methoden, die zumindest in ihren Grundlagen jedem ohne weiteres zugänglich sind.

Ernährungsfragen sind immer mit dem Leben verbunden. Daher gilt es, die Phänomene, die uns beim Betrachten der Nahrungspflanzen mit ihrem Wachsen und Werden in der Natur entgegentreten, im Zusammenhang zu erleben mit dem Strom des Lebendigen, der hinter der Welt der sichtbaren Erscheinungen wirkt.

Für die Qualität der Nahrungsmittel ist der Anbau der Produkte entscheidend. Daher wird in dieser Schrift immer wieder auf die landwirtschaftliche und gärtnerische Problematik hingewiesen. Es werden heute vielfach Erzeugnisse mit der Bezeichnung „biologisch“ auf den Markt gebracht. Das besagt zunächst nur, daß keine chemischen Mittel und Gifte angewendet wurden. Es ist allerdings bei den als biologisch deklarierten Produkten nicht immer auszuschließen, daß z. B. durch einseitige Anwendung von unverrottetem Mist oder Schlachthofabfällen das natürliche Gleichgewicht verschoben und dadurch die Qualität der Erzeugnisse gemindert wurde. Freilich gibt es auch biologisch erzeugte Produkte von ausgezeichneter Qualität.

Als „biologisch-dynamisch" wird eine Anbauweise bezeichnet, die auf Anregungen zurückgeht, die Rudolf Steiner auf dem „Landwirtschaftlichen Kurs" [1] in Koberwitz zu Pfingsten 1924 gab. Hierbei wird durch verschiedene Maßnahmen wie Fruchtfolge, Gründüngung und Kompostierung angestrebt, die Erde zu verlebendigen. In diesem Sinn kommen auch bestimmte, der Natur entnommene „Präparate" gleichsam als Heilmittel für die Erde und ihre Pflanzenwelt zur Anwendung. Durch den harmonischen Zusammenklang zwischen den terrestrischen und den kosmischen Kräften werden Produkte hoher Qualität erzeugt, die unter dem Schutznamen „Demeter" im Handel sind.

Eine menschengemäße Ernährung dient dem menschlichen Leib. Dieser bedarf besonders im Alter einer sachkundigen Fürsorge. Es geht nicht nur um Lebensverlängerung — es geht um die Pflege des Leibes im Sinne eines tauglichen Instrumentes für Geist und Seele. Durch die Vermittlung des physischen Organismus soll die Individualität des Menschen auf der letzten Etappe ihres Erdenweges noch bedeutsame Erfahrungen sammeln, die ihre Zukunft im nachtodlichen Sein und späteren Erdenleben mit bestimmen. Denn nur im Leibe kann der Mensch, auf sich gestellt, Bewußtsein von seinem Selbst erlangen und damit Schritte der inneren Weiterentwicklung und Selbstverwirklichung tun.

Die Ernährungshygiene im Hinblick auf ein gesundes Altern sollte allerdings nicht erst zu einer Lebenszeit Beachtung finden, in der Abbauerscheinungen lästig werden. Es ist vielmehr sinnvoll, schon in der Lebensmitte seine Ernährung entsprechend einzurichten. Einem derartigen Bestreben soll die vorliegende Schrift gewidmet sein. Der Hilfe zur praktischen Handhabung der empfohlenen Ernährung dient der Rezeptteil.

Ich danke allen Freunden, die zum Erscheinen dieses Buches beigetragen haben. Besonderer Dank gebührt Frau Irmgard Kranich für die Redaktion des Textes.

Unterlengenhardt, Pfingsten 1981. *Udo Renzenbrink*

Vorgänge des Alterns im menschlichen Organismus

Das Gesetz der Biomorphose

Die Lehre vom Altern des menschlichen Organismus, auch Gerontologie genannt, ist ein noch junger Zweig der zeitgenössischen Wissenschaft. Einer ihrer Begründer, der Leipziger Internist Prof. Max Bürger, prägte den Begriff der „Biomorphose". Dieses Wort deutet darauf hin, daß das Leben sich andauernd wandelt. Aufbau und Abbau wechseln in ständigem Fluß. In der Struktur und chemischen Zusammensetzung der Organe herrscht fortwährende Bewegung. Selbst Gewebe mit niedrigem Stoffwechsel wie Zähne und Knochen zeigen einen steten Austausch von Molekülen und Atomen, trotz scheinbarer Stabilität. Auch das Depotfett wird rasch ausgewechselt. Innerhalb von 24 Stunden ist etwa ein Drittel verschwunden. Natürlich wird zur gleichen Zeit wieder für Nachschub gesorgt, bisweilen zum Leidwesen des Besitzers.

Dieser dauernde Wechsel der Stoffe wird nun mit zunehmendem Alter träger; je jünger das Individuum, desto rascher der Stoffwechsel, je älter desto langsamer. Das findet seinen Ausdruck in der Wärmebildung, die im Laufe des Lebens ständig abnimmt. Die Produktion von Wärme wurde pro qm Körperoberfläche berechnet, wobei sich folgende Kurve ergab (S. 12)[2].

Die Verlangsamung der Reaktionsabläufe läßt schon an dieser Stelle die Frage auftauchen: Wie muß eine Ernährung beschaffen sein, die der Trägheit der Stoffe entgegenwirkt und die Substanzverwandlung anfeuert? Wie kann vorzeitige Erstarrung und Verschlackung verhindert werden? Die Antwort ist auf eine einfache Formel zu bringen: Die Nahrung muß eine dynamische Kraft entfalten, sie muß Regsamkeiten in Gang bringen, sie muß die Schwere des Stoffes durch Licht- und Wärmekräfte des Lebendigen aufheben. Wie eine solche Nahrung im einzelnen zusammengesetzt sein könnte, wird in dieser Schrift darzustellen sein. Vorerst wollen wir uns noch weiteren Kennzeichen der Biomorphose zuwenden.

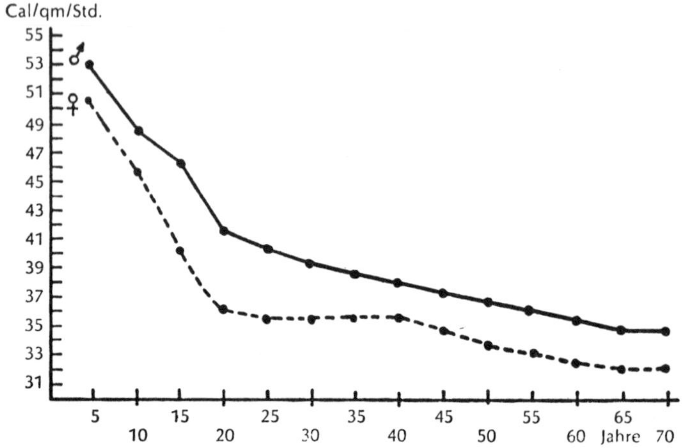

Abb. 1 Sollwerte für die Wärmebildung in Kalorien pro qm und Stunde in Abhängigkeit vom Lebensalter. (Nach Boothby, Berkson und Dunn)

Man findet an den Verdauungsdrüsen Altersveränderungen, die sich durch Schwäche der Verdauungssäfte bemerkbar machen. So haben Untersuchungen des Speichels ergeben, daß mit zunehmender Lebensdauer weniger Fermente produziert werden.

Auch am Magen des älteren Menschen wurde eine Rückbildung des Drüsengewebes nachgewiesen mit einer zunehmenden Salzsäure-Pepsin-Armut des Magensaftes. Das gleiche gilt für die Fermentaktivität des Sekretes der Bauchspeicheldrüse.

Ein Problem, das ältere Menschen häufig beschäftigt, ist die Stuhlentleerung. Viele Faktoren wirken hier zusammen: Erschlaffung des Darms, schlackenarme Kost, mangelhafte körperliche Bewegung und flachere Atmung, wodurch die Massage des Bauchraumes durch das Zwerchfell unwirksam wird.

Weiterhin kommt es schon in den vierziger Jahren zu einer Rückbildung der Muskulatur. Im sechsten Lebensjahrzehnt, also mit fünfzig Jahren, beginnt oft eine Insuffizienzbereitschaft des Herzens und des Kreislaufs spürbar zu werden. Das hat seine Bedeutung auch für die Ernährungsprozesse des älteren Menschen, da der Transport des Sauerstoffs, des Wassers, der Nährstoffe und auch der Rücktransport der Stoffwechselschlacken dem Kreislauf obliegt. So ist eine ausreichende Nährstoffversorgung der Peripherie — der Haut sowie der Extremitäten — oft nicht mehr gewährleistet. Die zunehmende funktionelle

Alterung des Kapillarsystems, der feinsten Verästelungen des Blutkreislaufs, wurde mit einer „Wipfeldürre“ verglichen.

Ferner haben einen Einfluß auf die Ernährungsprozesse die Drüsen mit innerer Sekretion. Auch sie erfahren eine Rückbildung. So ist der Altersdiabetes weit verbreitet; und das Klimakterium, das beim Mann meist etwas später als bei der Frau einsetzt, kann einen unerwünschten Fettansatz mit sich bringen, wenn nicht auf die Ernährungsweise geachtet wird.

Die Rückbildungsprozesse des Alterns sind überall im Organismus zu beobachten. Jedes Organ hat seine eigene Lebenskurve, die unweigerlich nach einer Höhenlage abfällt. Jeder macht eines Tages die Erfahrung, daß er bei einem raschen Spurt nach einer abfahrenden Straßenbahn stärker als früher außer Atem gerät, oder daß die Verhärtung des Linsengewebes am Auge eine Lesebrille verlangt. Diese Zeichen schwindender Vitalität künden sich meist schon in der Lebensmitte an.

Die Vorgänge der Biomorphose sind nun eng verknüpft mit Geist und Seele des Menschen. Nicht nur, daß im Zuge des Alterns Gedächtnis und Reaktionsfähigkeit nachlassen und der Rückgang der allgemeinen Leistungsfähigkeit oftmals in eine Lebenskrise führt, vielmehr können wir auch umgekehrt beobachten, daß intellektuelle Anspannung nunmehr körperlich schneller abbaut. Lebenskräfte schwinden vorzeitig, wenn wir unser Schlafbedürfnis vernachlässigen und unser Bewußtsein längere Zeit über das rechte Maß hinaus betätigen. Dadurch wird Alterung provoziert. Weiterhin ist jedem bekannt, wie durch Kummer und Sorgen die Haare ergrauen und sich Falten in die Gesichtshaut eingraben können.

Wie sind nun Geist und Seele mit den organischen Vorgängen der Alterung konkret verbunden? Wie ist es zu denken, daß die Biomorphose mit den Stoffwechselprozessen des Abbaus und Aufbaus von Geist und Seele beeinflußt wird? Könnte vielleicht in dem Zusammenspiel der steten Bewegung zwischen Biomorphose und Bewußtseinsentfaltung ein sinnvolles Wechselwirken zu erkennen sein? Sind auf diesem Wege Einsichten zu gewinnen für eine Ernährungsweise, die dem Menschen in seiner Entwicklung als einer geistigen Individualität gerecht wird?

Um einer befriedigenden Antwort näher zu kommen, wollen wir zunächst den Menschen in seinem Zusammenklang von Geist, Seele und Leib betrachten.

Die vier Wesensglieder des Menschen

Der physische Leib

Der physische Leib setzt sich aus denselben Stoffen und Kräften zusammen wie die ihn umgebende materielle Welt; er unterliegt denselben Gesetzen. Wir rechnen zu ihm dasjenige, was substantiell ist, das heißt, was sich mit den Sinnen erfassen läßt.

Die menschliche Leiblichkeit ist jedoch in ihrer Form und als Funktionszusammenhang mit einer mechanistisch-kausalen Denkweise nicht zu erklären. Versuchen wir die Phänomene, die uns die Beobachtung bietet, in einem lebendigen Zusammenhang von Leib, Seele und Geist zu begreifen, so werden wir, besonders wenn wir nach dem Sinn dieses Zusammenhanges fragen, feststellen müssen, daß jede Bildung und jeder Vorgang im Organismus nur als Ausdruck von Geist und Seele zu verstehen ist. Seele und Geist sind nicht vom Körper getrennt zu erfassen, wie es in der heutigen Seelenwissenschaft oftmals geschieht, sondern nur als lebendige Ganzheit zu begreifen, in der jeder Teil wechselseitig bestimmend und formend auf den anderen wirkt[3].

Der physische Leib ist darauf hinorientiert, daß sich das Seelisch-Geistige durch ihn verwirklichen und damit individualisieren kann. Die aufrechte Haltung, das Individuelle von Bewegung und Gang, die Sprache, der Blick und nicht zuletzt das Denken, Fühlen und Wollen sind keinesfalls eine Folge der Leiblichkeit, sondern Ausdruck eines sich immer wieder von neuem im Leibe realisierenden Geistig-Seelischen. Dieses findet im „Ich" seinen Regenten. Sich realisieren bedeutet vor allem Bewußtseinsbildung. Nur durch den Leib kann das Ich mit Hilfe des Denkens Bewußtsein von sich erlangen, das heißt: Mit Hilfe der Leibesorganisation kann das Denken Schauplatz, Beobachtungsfeld und damit Bewußtseinsbildner für das Ichwesen werden. Denn wer sich beobachten kann, erhält von sich Bewußtsein[4].

Für die Beobachtung muß aber immer die Möglichkeit gegeben sein, dem Objekt gegenüberzutreten. Nur das mir Gegenüberliegende, also das von mir Getrennte, ist für mich beobachtbar. Das „Ich" kann sich folglich im Denken, Fühlen und Wollen nur dadurch beobachtend erleben, daß ihm durch die Leiblichkeit als einem räumlich gebundenen

Gefüge ein solches Gegenüber gegeben ist. Auch wenn wir unseren Körper in seiner jeweiligen Gestimmtheit, wie Wohlbehagen oder Schmerz, erleben, erfahren wir ihn in seiner Gegenständlichkeit. Nur im Leib ist also Selbsterkenntnis möglich. Er ist der Träger aller Beobachtungs- und somit Erkenntnistätigkeit.

Welch hohe Weisheit schuf den physischen Leib, daß er als Instrument für Geist und Seele dienen kann, wodurch die Weiterentwicklung des Ich ermöglicht wird.

Das Ich-Wesen

Bei der Betrachtung des physischen Leibes wurde auf die Individualität, das Ich des Menschen hingewiesen, dem, wie gesagt wurde, der Leib dient als Träger des Seelisch-Geistigen.

Wenn wir uns nun diesem menschlichen Wesensglied, dem Ich zuwenden, so wollen wir zu Beginn fragen: Wie können wir in uns das Ich am reinsten in seiner Aktivität erfahren? Wie ist uns ein direktes Erleben des Ich möglich? Es gelingt im Denken — dort wo zur Wahrnehmung der Begriff hinzugefügt wird[5]. In der Tätigkeit des Denkens lebt das Ich mitten darinnen, und wir können zugleich diese seine Tätigkeit unmittelbar selbst beobachten. Daher wollen wir uns diesem Vorgang näher zuwenden.

Ein Beispiel: Ich sehe ein Gebilde in der Natur. Die reine Beobachtung sagt mir noch nichts über die Art des Gegenstandes. Ich muß, als ein „Ich“, den zur Wahrnehmung gehörenden Begriff aus der Ideenwelt erfassen. Das ist, um bei einem Beispiel zu bleiben, der Begriff Baum. Aber ich kann noch weitergehen und sagen: Das ist eine Linde. Wiederum vereinige ich einen Begriff mit dem, was mir die Sinne geben. Es liegt nur an mir, ob ich den zur Wahrnehmung passenden Begriff finde. Hätte ich — irrtümlicherweise — den Begriff Eiche gewählt, wäre ich fehlgegangen. Begriffe an sich sind nie falsch. Fehler entstehen nur durch eine unrichtige Zusammenführung von Wahrnehmung und Begriff.

Ich kann also mit meinem aktiv tätigen Denken in die Welt der Ideen vordringen. Denn jedem Gegenstand — wie auch jedem Wahrnehmungsobjekt überhaupt — liegt eine Idee, ein Urbild zugrunde.

Das gilt beispielsweise für den Begriff Stuhl, der für alle Gegenstände paßt, die wir Stuhl nennen. Das gleiche gilt auch für alle Erscheinungsformen der Natur. Für Goethe war die Natur von einer Ideenwelt durchdrungen, die er in seinen Gedanken erfassen konnte. Rudolf Steiner schreibt darüber[6]: „Wenn Goethe die Natur beobachtete, so brachte sie ihm die Ideen entgegen. Er konnte sie deshalb nur ideenerfüllt denken. ... Was in seinem Geiste entsteht, das hat, nach seiner Ansicht, die Natur in ihm entstehen lassen. ... Der Mensch wird fühlen, daß die Ideenwelt nichts anderes ist, als die schaffende und tätige Gewalt der Natur." — In diesem Sinn sprach Goethe auch von einer Urpflanze, die allen Pflanzen als Wachstums- und Formprinzip innewohnt. Und seine Metamorphosenlehre ist ohne eine Anschauung dieser schaffenden, gestaltbildenden Kraft nicht zu denken.

Die Fähigkeit des Ich, Begriffe zu bilden, ist nur möglich, weil der Denkinhalt — die Begriffe — gleichen Wesens mit dem schöpferischen Prinzip ist, das allen Erscheinungen zugrunde liegt. Gleiches blickt auf Gleiches. Durch die im Denken gebildeten, in sich objektiv gegründeten Begriffe ist der Mensch als ein Ich-Wesen mit einer universellen Welt vereint. Er kann sich mit ihr im tätigen, schöpferischen Hervorbringen von Gedanken verbinden.

Neben dieser Vereinigung mit einem Überpersönlich-Geistigen erlebt sich der Mensch auf der anderen Seite als ein subjektives Ich, das die vielseitigen Bedürfnisse seiner persönlichen Selbständigkeit zu befriedigen versucht mit Hilfe des räumlichen Gegenübers, das ihm sein Leib vermittelt. Erst durch ihn ist er in der Lage, seine subjektive Selbständigkeit zu behaupten.

Im Denken ist der Mensch dagegen mit einer Kraft vereinigt, die ihn nicht von außen bestimmt, die vielmehr aus dem Ursprung seines Wesens stammt und dabei die objektive Welt der Begriffe zur Offenbarung bringt. Durch diese Kraft beginnt der Mensch erst wahrhaft zu sich selbst zu finden. Er entwickelt sich als individuelles Ich in dem Maße, als er sich aus den Grenzen seiner Subjektivität befreit und sein Selbstsein nach und nach immer mehr mit einer geistigen Universalität vereinigen kann.

Doch nicht nur durch die äußeren Sinne, auch aus dem innerseelischen Bereich des Fühlens und Wollens empfängt das Ich Wahrnehmungen, mit denen es Begriffe verbinden kann. Durch diese Begriffsbildung gewinnt es auch hier in Überwindung einer subjektiven Gebundenheit die Berührung mit einer objektiven Ordnung. Das gilt insbesondere für die Wahrnehmung der Stimme des Gewissens. Es liegt in der Freiheit des Ich, ob es wollend in diese Ordnung einstimmt.

Das Denken wurde ausführlich dargestellt, weil wir mit seiner Hilfe ein Bewußtsein von unserem Ich-Wesen erlangen können. Damit soll nicht gesagt werden, daß Fühlen und Wollen als Glieder unseres Ich-Wesens weniger Bedeutung haben. Gemüt und Handlungsfähigkeit im sozialen Bereich werden wir gewiß nicht geringer schätzen als ein waches Denkvermögen.

Der Ätherleib

Die Verwirklichung des Ich im Leibe ist nur möglich mit Hilfe von zwei weiteren Wesensgliedern des Menschen: dem Träger der Bildekräfte des Lebendigen, auch Ätherleib genannt, und dem Seelenwesen, dem Astralleib. Beide vermitteln zwischen physischem Leib und Ich. So kann das Ich nur durch die Elemente der ätherischen Bildekräfte in den physischen Leib hineinwirken. Der physische Leib ist von Leben durchdrungen, er wird von den Kräften des Lebendigen erhalten. Wäre er sich selbst überlassen, müßte er nach den Gesetzen der toten mineralischen Welt zerfallen — wie es beim Leichnam geschieht. Daß diese Bildekräfte des Lebendigen existieren, läßt sich schon durch eine solche verstandesgemäße Schlußfolgerung erschließen; darüber hinaus ist es möglich, durch besondere Schulung über das Sinnenfällige des physischen Leibes hinaus die Welt des Lebens als ein übersinnliches Kraftsystem zu schauen. Was da erscheint, nennen wir, obwohl es physischen Augen unsichtbar ist, den Äther- oder Lebensleib, da es konfiguriert und gestaltet ist wie ein Leib.

Diesen Ätherleib hat der Mensch mit den Pflanzen und Tieren gemeinsam. Er bewirkt, daß die Substanzen des physischen Leibes zu Wachstum, Fortpflanzung, der inneren Bewegung der Säfte usw. geführt werden[7]. Wir können ihn als den Bildner und Gestalter des physischen Leibes ansehen. Die Substanzen werden ins Leben gehoben und nach einem besonderen Bauplan in die Strukturen der Organe eingegliedert.

Der Ätherleib wirkt durch das flüssige Element. Alles was flüssiger Natur ist im Menschen wie Blut, Lymphe, Gewebessaft, Gehirnwasser usw. ist belebt. Die feste physische Organisation wird überall vom Ätherleib als einem lebendig Flüssigen durchsetzt[8].

Wie in der gesamten organischen Welt herrscht auch im Menschen Wachsen, Werden und Vergehen. Wie ein Baum altert, indem die tote Mineralwelt die Dynamik des Lebendigen erdrückt, so altert auch der Mensch in der Weise, daß das Lebendige sich zurückzieht und das mineralische Prinzip mit seiner Schwere die Oberhand gewinnt. Das geht im Alter mit einer Austrocknung des Gewebes einher.

Die im Ätherleib wirksamen Kräfte betätigen sich im Beginn des Erdenlebens als Gestaltungs- und Wachstumskräfte. Im späteren Leben werden die Ätherkräfte zum Teil dafür nicht mehr benötigt, sie sind frei und entfalten sich nun im geistigen Bereich als Denkkräfte. Sie sind auch Träger des Gedächtnisses. Das Ätherisch-Geistige webt also zum Teil als bildsames, lebenerhaltendes Element in der Organwelt und dient zum anderen der Gedankenbildung. Das letztere ist nur möglich, weil sich im Nerven-Sinnesbereich das Ätherische so locker mit der organischen Substanz verbindet, daß es sich leicht von ihr abheben kann.

Die Gedankenbildung ist, wie wir feststellen konnten, Aktivität des Ich. Dadurch, daß hierbei ätherische Bildekräfte vom physischen Leib abgehoben und aufgebraucht werden, geht das Denken mit einem Abbau organischer lebender Substanz einher. Auch in andere Organbereiche greift das Ich über den Ätherleib ein. Hierbei kommt es jedoch nicht zu dem „Ablösen" des Ätherischen, so daß der zerstörende Effekt ausbleibt.

Der Astralleib

Wie durch den Ätherleib das Lebendige, das Lebensprinzip, in die Stoffeswelt eingreift, so schafft sich auch das Seelische im Menschen ein übersinnliches Wesensglied, das die Bildung des Organismus mit bestimmt. Rudolf Steiner gab ihm den Namen Astralleib. Durch ihn kann sich der Mensch in Empfindungen, in Gefühlen erleben. Wie der Mensch seinen ätherischen Leib mit der Pflanzenwelt, so hat er seinen astralischen Leib mit der Tierwelt gemeinsam.

Der astralische Leib — wir können auch von einer astralischen Organisation im Menschen sprechen — greift nicht unmittelbar in das Feste und Flüssige ein wie der Ätherleib. Er bedient sich des luftförmigen Elementes, der Atmung. Durch sie wirkt der Astralleib bis in die Zellatmung hinein. Erst mittelbar wird dann die feste und die flüssige Organisation ergriffen.

Der Astralleib impulsiert die Bewegungen. Das wird deutlich, wenn wir Pflanze und Tier miteinander vergleichen. So durchdringt dieses Wesensglied auch vorwiegend Organe, die der Bewegung dienen, wie die Muskulatur an den Extremitäten, Herz, Zwerchfell, Magen und Darm. Greift der Astralleib fehlerhaft ein, kommt es zu Verkrampfungen oder Rhythmusstörungen, meist eine Folge von seelischen Belastungen und Fehlhaltungen. Diese Zustände können aber auch dadurch bedingt sein, daß sich das Ich nicht in das rechte Verhältnis zum Astralleib setzt. Dieser revoltiert, begehrt auf, solange seine Welt der Empfindungen und Triebe nicht sublimiert und in die Lebensvollzüge einbezogen wird. Es kann aber auch der entgegengesetzte Zustand oft beobachtet werden: Leidenschaften und Triebe beherrschen das Feld, das Ich hat im eigenen Haus nicht mehr viel zu sagen.

Die vier Wesensglieder des Menschen sind nicht getrennt voneinander zu sehen. Der eine Teil durchdringt den anderen, und alle zusammen bilden ein Ganzes, das allerdings maßgeblich bestimmt wird durch die menschliche Individualität.

Bewußtsein gründet sich auf organischen Abbau
Warum altert der Mensch?

Wir sahen: Die Biomorphose ist ein Merkmal allen Lebens, ist rhythmischer Wechsel von Aufbau und Abbau, Substanzzufuhr und Ausscheidung, Zusammenziehung und Lösung, Einatmung und Ausatmung und beinhaltet noch viele andere Erscheinungen eines Ausgleichs von Polaritäten. Aber die Welt des Stofflichen nutzt sich schließlich ab, sie welkt oder erstarrt, sinkt in die Alterung und in den Tod.

Es wurde schon angedeutet, daß die Alterung im menschlichen Organismus zwar biologisch bestimmt wird, aber daß darüber hinaus Geist und Seele des Menschen eng mit den Abbauprozessen, oft sogar ursächlich, verknüpft sind. Und wir fragten uns, ob der Abbau des Organischen in seiner Verbindung mit dem Geistig-Seelischen vielleicht in einem höheren sinngebenden Zusammenhang gesehen werden kann.

Rudolf Steiner gibt auf diese Frage als Ergebnis seiner geisteswissenschaftlichen Forschung etwa folgende Antwort: Bewußtsein entfaltet sich nicht in Fortführung von Aufbau- und Wachstumsprozessen. Das rein vegetative Leben der Pflanze läßt es nicht zu, daß Bewußtsein entsteht. Dazu sind besondere menschliche Organe nötig, die das Eingreifen des Geistig-Seelischen in die vitalen Prozesse ermöglichen. Dies sind Gehirn und Nervensystem. In ihnen wird das reine Lebensprinzip zurückgedrängt; es entfalten sich Zerstörungs- und Todesprozesse, auf deren Grundlage der Mensch vom bloßen organischen Leben zum bewußten Dasein aufsteigen kann. Um geistig erwachen zu können, ist es notwendig, daß Ich und Astralleib sich aus der engen Bindung an die physische Leiblichkeit und die Lebensprozesse befreien. Das geht mit einem Abbau des Lebendigen im Physischen einher.

Es ist eine physiologische Tatsache, daß bei der Sinneswahrnehmung und beim Denken im Gehirn und im Nervensystem lebendige Substanz zerfällt. So entstehen feinste Schlacken, die ausgeschieden werden müssen. Im Laufe eines im wachen Bewußtsein verbrachten Tages ermüdet der Mensch. Er kann sich am Abend schwerer konzentrieren und hat eine Phase des Aufbaus nötig, braucht den Schlaf. So wechselt der Mensch zwischen den Abbauprozessen des Tagesbewußtseins und der Regeneration im Schlafe der Nacht.

Gelingt es, die Zerstörungen in der Zeit der nächtlichen Bewußtlosigkeit völlig auszugleichen, oder bleibt vielleicht ein Rest? Im allgemeinen sind wir des Morgens erfrischt. Aber kaum merklich, über Jahre hinaus, hinterlassen die Zerstörungsprozesse doch ihre Spuren. Die Schlacken können nicht mehr völlig ausgeschieden werden, Reste sammeln sich an und blockieren die Lebensprozesse. Die Folge ist: der Mensch altert.

Der Keim hierzu wurde schon in einer frühen Entwicklungsstufe gelegt, als das Bewußtsein erwachte.

Die Polaritäten von Abbau und Aufbau sind jeweils verbunden mit der Tätigkeit bestimmter Organsysteme. In den Drüsen und Stoffwechselorganen des Bauchraumes überwiegen die aufbauenden Kräfte des Lebendigen, in den Sinnesorganen, in Nerven und Gehirn herrscht, wie schon erwähnt, Abbau vor. Das zeigt sich auch darin, daß hier Schäden nur schwer ausgeglichen werden können; ein Nerv ist nach einer Verletzung nicht regenerationsfähig. Auch können sich die Nervenzellen von Geburt an nicht mehr teilen, wozu die anderen Zellen in der Lage sind.

Im Gegensatz zu den Abbauvorgängen im Gehirn können wir beim Tätigsein der Muskulatur von Verbrauchsprozessen sprechen. Bei der Muskelarbeit wird lediglich Zucker verbrannt, ein Vorgang, der als Stoffwechselprozeß alsbald ausgeglichen wird. Im Gehirn und Nervensystem dagegen kommt es zu einem Zerfall von Eiweißsubstanz.

In diesem Prozeß der Zerstörung liegt die eigentliche Ursache des menschlichen Alterns, ja, des menschlichen Sterbens. Damit ist auf die gleiche Wahrheit gedeutet, die schon am Anfang der Bibel geschrieben steht: Das Essen vom Baum der Erkenntnis brachte dem Menschen den Tod.

Das ist sein Schicksal geworden und muß bejaht werden; denn der Abbau ist als Grundlage der Bewußtseinsentwicklung nötig. Aber er darf nicht über das Ziel hinausgehen und zu einer stärkeren Verschlakkung und Erstarrung führen, er sollte reguliert werden. Damit ist es dem Menschen bis zu einem gewissen Grad in die Hände gelegt, wie sein Altern verläuft. Er kann dazu beitragen, daß der Leib noch im Alter eine gewisse Frische behält und damit der freien Entfaltung von Geist und Seele bis zuletzt dienen kann. Freilich ist das menschengemäße Altern zunächst eine geistig-seelische Anforderung, aber die Gesunderhaltung des Leibes muß beachtet werden, nicht aus einem gesundheitlichen Egoismus, sondern aus der Erkenntnis, daß der Leib ein Instrument für Geist und Seele ist. Und wie jeder verantwortungsvolle Musiker sein Instrument pflegt, um mit ihm seine künstlerischen Intentionen ausdrücken zu können, so wird auch jeder alternde Mensch um die Pflege seines Leibes besorgt sein.

Dazu gehört vor allem die Ernährung. Wir wollen uns im Hinblick auf das Altern fragen, inwieweit es möglich ist, den Abbau zu regulieren, die aufbauenden Funktionen zu unterstützen und dem Dahinschwinden des Lebendigen entgegenzuwirken. Wir müssen uns bewußt sein, daß sich durch eine falsche Ernährung neben dem physiologischen Abbau zusätzlich im Stoffwechsel Schlacken bilden, die den Lebensstrom blockieren. Vor Beantwortung dieser Fragen sollen zunächst einige Grundbegriffe der anthroposophischen Ernährungslehre skizziert werden.

Abbau der Nahrung und Neubildung menschlicher Substanz

Die Verwandlung der Nahrungssubstanz wird durch zwei Phasen geführt. Zunächst erfolgt auf dem Wege bis in den Dünndarmbereich hinein ein Abbau, dem sich sodann jenseits der Darmwand ein Aufbau von Leibessubstanz anschließt. Die erste Phase ist dem Wesen nach eine Analyse, die zweite kommt einer Synthese gleich. Bei der Betrachtung des Verdauungsvorgangs zeigt sich, daß wir es nicht mit einem kontinuierlichen Geschehen zu tun haben, daß vielmehr vier große Schritte zu unterscheiden sind: der Verdauungsvorgang in der Mundhöhle, ein zweiter im Magen, ein dritter jenseits des Pförtners und ein vierter, der von entscheidender, allergrößter Bedeutung ist.

Mit der Mundverdauung ist der Mensch noch bewußt verbunden. Der Willensakt des Kauens wird vom Tagesbewußtsein geleitet; auch mit den Sinnen sind wir wach dabei. Zunächst tasten wir mit dem Sehsinn die Speisen von außen ab. Das löst oft schon den Fluß der Verdauungssekrete aus. Der Duft der Speisen offenbart uns schon mehr als der Anblick, und mit dem Kauen und Schmecken dringen wir dann noch tiefer in das Wesen der Nahrung ein. Das ist von großem Wert für die Bekömmlichkeit des Essens. Denn in dem Maße, wie wir gründlich und aufmerksam dabei sind, kommt die weitere Verdauung erst richtig in Gang. Achtloses Hinunterschlingen der Nahrung führt in vielen Fällen zu Störungen.

Der zweite Akt der Nahrungsanalyse geschieht nun nicht mehr im vollen Lichte des Bewußtseins. Im Magen ist das Ich in einem traumhaften Zustand tätig. Wir nehmen von der Funktion und Bewegung des Magens nur wenig wahr, bisweilen dringt wie von ferne ein leises Knurren oder Plätschern an unser Ohr. Und doch wirken seelische Einflüsse stark mit bei der Magenverdauung. Wir sagen: „Das ist mir auf den Magen geschlagen." Oder manch einer klagt: „Ich kann meinen Chef absolut nicht verdauen!" Und wenn wir „sauer reagieren", so ist das gewiß nicht immer angebracht — der Magen allerdings darf, ja er muß sogar so reagieren. Er kann nämlich die Zerlegung der Nahrungsstoffe in ihre Bestandteile nur erreichen mit Hilfe von Salzsäure und einem an diese gebundenen Ferment. Bei dieser Tätigkeit des Magens wirkt auch unsere seelische Verfassung mit, die unterschwellig das Tagesbewußtsein begleitet. Ein mutvolles Daseinsgefühl kann aktivieren und ausgleichen; Ehrgeiz, Ärger und Sorgen dagegen führen entweder zur Übersäuerung und Verkrampfung oder zur Erschlaffung und Fermentarmut. Die zweite Phase der Nahrungsmittelanalyse bei der Verdauung wird demnach vom Seelischen, vom „Astralleib" des Menschen impulsiert. Wie bei allen physiologischen Abläufen wirkt die Ich-Organisation bestimmend mit.

Auf einer dritten Stufe verbindet sich nun das Ich vorwiegend mit dem Ätherischen, also jener Seinsform, in der das Bewußtsein in tiefen Schlaf versinkt. Der Geschmacksvorgang, der zunächst im Munde bewußt erlebt wurde, vollzieht sich hier in den Tiefen des Unterbewußtseins: Die großen Stoffwechselorgane wie Leber und Bauchspeicheldrüse nehmen die zugeführte Nahrung beim Verdauungsakt zwar wahr wie das Auge äußere Farbe und Form und die Zunge das Aroma. Die Wahrnehmung erfaßt jedoch, verbunden mit einer Art von Schlafbewußtsein, das ätherische Wesen der Produkte, und der Organismus reagiert aufs feinste mit Absonderung von Verdauungssäften. Dabei wird die Qualität der Speisen wohl unterschieden. Mag sich auch unser Geschmacksempfinden gelegentlich „hinters Licht" führen lassen, im Bereich des Stoffwechsels herrscht ein unbestechliches Urteilsvermögen. Die Zusammensetzung und Menge der Sekrete richtet sich nach der Qualität der Nahrung. Wir haben dies bei der Auswahl und Zubereitung der Speisen zu berücksichtigen. —

Die breiige Konsistenz des Mageninhalts wird im Bereich des Dünndarms verflüssigt, denn der Ätherleib wirkt im wässrigen Milieu. Auch setzt immer stärker eine rhythmische Bewegung ein. Der Pförtner des Magens öffnet und schließt sich und leitet die Bewegung in die Wellen der Peristaltik der Darmwand fort. Durch die Zwerchfellbewegung wird eine Verbindung zur Atmung geschaffen und die Darmbewegung hierdurch impulsiert. Das ist für die Verdauung im Dünndarm von größter Bedeutung. Daher sollte der ältere Mensch Atemhygiene betreiben mit Sprachübungen, Gymnastik, Singen, Eurythmie — auch im Hinblick auf die Verdauung. Wieder berühren wir hier den seelischen Bereich: Durch psychische Einflüsse wie Angst und Hetze verkrampfen sich Zwerchfell und Atmung. Dadurch wird auch die Darmperistaltik gestört.

Der vierte und letzte Akt des Abbaus der Nahrung ist schwer zu durchschauen. Es muß alles Leben in der Substanz ausgelöscht werden; es muß alle Eigenheit verschwinden, die aus der natürlichen, außenmenschlichen Welt hereingebracht wurde. Erst dann kann die Bildung individuell geprägter, eigener Körperlichkeit beginnen, nicht in Fortsetzung eines von außen Vorgegebenen, sondern gleichsam als ein Akt der Neuschöpfung.

Dieser restlose Abbau der Nahrung wird durch die geistige Kraft des Ich bewirkt, die in einer höheren Seinsebene wurzelt. Ein Geistiges schafft sich Raum für seine Wirksamkeit im Irdischen. Nur das menschliche Ich ist imstande, derart in das Innerste des Menschen einzudringen.

In dieser Tatsache, daß die Substanzen der Außenwelt die Schwelle zum Innern des menschlichen Organismus nicht überschreiten dürfen, ist die menschliche Freiheit physisch begründet. Denn das Ich darf bei seiner Verwirklichung im Leibe nicht an eine fremde Wirksamkeit gebunden sein, sondern muß eine vom Grund auf neu zu schaffende Substanz individuell prägen, um sich im organischen Bereich entfalten zu können. Mit dieser Einsicht ist die menschliche Freiheit auch physiologisch zu begreifen. Es versteht sich daraus, daß im tierischen Organismus der Abbau der Nahrungssubstanz nicht bis zu Ende getrieben wird wie das beim Menschen der Fall ist. Der nun zu leistende Aufbau von körpereigener Substanz wird über dieselben Stufen wie die im Darm vollzogene Analyse geführt, nur in rückläufiger Reihenfolge. Nach der Resorption durch die Darmwand wird die neu gewordene Materie in den individuellen Ätherleib des Menschen aufgenommen. Dieses geschieht im Blutkreislauf. Hier wird die Substanz im rhythmisch fließenden Strom „durchätherisiert". Diesen Prozeß der Durchdringung einer rhythmisch bewegten Flüssigkeit mit Leben hat Theodor Schwenk in seinem Buch „Das sensible Chaos" anschaubar dargestellt[9] (s. Abbildung S. 58).

Durch einen weiteren Schritt wird die Substanz zum Träger eines Seelenelementes erhoben. Dazu wird sie mit dem Luftelement verbunden, sie wird durchatmet. Das ereignet sich in allen Zellen; denn jede Zelle atmet ja. Das Element der Luft ist Träger des Seelischen. In der alten griechischen Kulturepoche empfanden die Menschen, daß sie mit der Atmung ein Seelenhaftes aufnehmen, das sie Pneuma nannten. Pneuma strömt durch alle Teile des Organismus. Durch die Zellatmung wird die Substanz in den Astralleib eingegliedert, mit dem wir fühlen.

Nun muß die Substanz aber noch eine letzte Verwandlung erfahren. Denn der Mensch ist ja nicht nur ein seelisches, sondern auch ein geistiges Wesen mit Bewußtsein von seinem Selbst. Er schaut nicht nur zu, wie sich die Substanz in seinem Organismus verwandelt; als Ich-Träger greift er in dieses Geschehen ein, indem er die Substanz für die Verwandlung zubereitet. Das vollzieht sich im Element der Wärme. Die Substanz geht durch eine Art Verbrennungszustand. Erst danach kann sie in das höchste, alles durchdringende Wesensglied des Menschen, die Ich-Organisation aufgenommen werden. Selbstverständlich spielt sich all dies tief unterhalb unserer Bewußtseinsschwelle ab.

Rückschauend auf die Prozesse des Abbaus der Substanz und ihres Neuaufbaus konnten wir jeweils vier Schritte verfolgen, wobei der vierte Schritt des Abbaus zusammenfällt mit dem ersten des Aufbaus. Wir erkennen in diesen Phasen, wie der menschliche Leib aus der irdischen Nahrungswelt gebildet wird. Der Weg führt durch eine Art von Todesprozeß zur Neubelebung, Durchseelung und Aufnahme in geistige Zusammenhänge. In einer späteren Betrachtung (S. 40) werden diese Darstellungen zu ergänzen sein durch Einsichten in die Auseinandersetzungen des menschlichen Organismus mit den Lebensprozessen der Nahrung.

Zuvor eine Betrachtung der besonderen Verhältnisse in der zweiten Lebenshälfte bei Abbau und Neuaufbau der Substanzen.

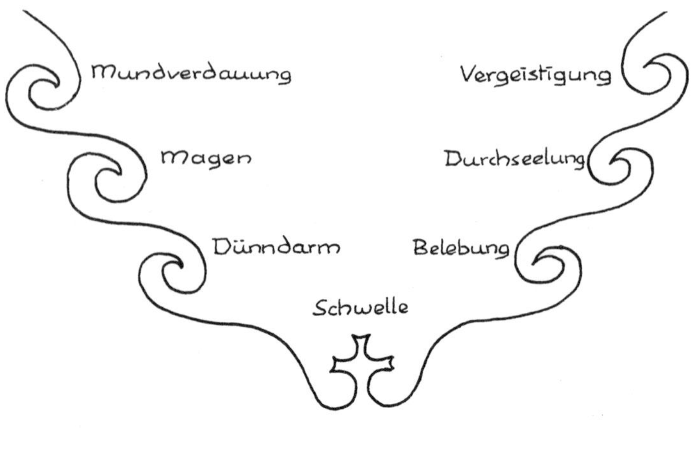

Störungen des Stoffwechsels beim Altern
Hilfen durch Nahrungswahl

Es fällt dem älteren Menschen schwer, die einzelnen Schritte des Abbaus und Aufbaus der Nahrungsstubstanz zu vollziehen. Durch zweckmäßige Auswahl und Zubereitung der Speisen lassen sich jedoch Hilfen geben. Und was am Anfang der Verdauung erreicht wird, wirkt sich günstig auf alle weiteren Phasen aus. Analyse und Synthese entsprechen einander; der zweite Ablauf hängt vom ersten ab.

Am Anfang der Mahlzeit steht die Sinneswahrnehmung. Schon hier gilt es, dem älteren Menschen entgegenzukommen und seine Aufmerksamkeit zu wecken. Also richten wir die Speisen appetitlich an, daß das Auge erfreut wird, und sorgen für eine ruhevolle Atmosphäre. Das Bewußtsein darf nicht durch Radio, Fernsehen oder Zeitunglesen eingeengt sein, sondern muß sich in Ruhe auf das Mahl konzentrieren können. Da das Geschmacksorgan wie alle Sinne im Alter schwächer wird, würzen wir gerne kräftig. Das hat indessen seine Gefahr im Hinblick auf den Zucker. Viele alte Menschen lieben nämlich das Süße und greifen daher kräftig in die dafür bereitgestellte Zuckerdose. Aber muß es denn gerade der weiße Zucker sein? Es ist doch sattsam bekannt, daß er den Stoffwechsel blockiert. Freilich entfällt für den alten Menschen meist das Argument, der Zucker verursache Zahnkaries. Daran leidet er ja gerade nicht mehr, weil er, mitverursacht durch den Zuckergenuß, seine Zähne verloren hat und die dritte Garnitur dem nun standhält. Aber das ganze Mund- und Darmmilieu wird durch den Fabrikzucker gestört. Auch wird die Bauchspeicheldrüse mit der Insulinproduktion überfordert. Viele ältere Menschen haben hier eine Funktionsschwäche, ohne daß man schon von einem Diabetes sprechen kann. Hinzu kommt, daß der weiße Zucker störend in den Vitaminhaushalt eingreift. Das alles sollte den älteren Menschen bewegen, den Zucker zu meiden. Es ist für die Entwicklung der Persönlichkeit niemals gut, sich gegen bessere Einsichten von einem fehlgeleiteten Instinkt bestimmen zu lassen.

Das Süße als solches ist dagegen zu empfehlen. Da bietet sich manch Vortreffliches an. Der Honig ist im Alter ein Heilmittel gegen Verhärtungserscheinungen wie Sklerose und Rheuma. Ferner ist geeignet: Demeter-Zuckerrübensirup, Malzextrakt, Fruchtdicksäfte, Dörrobst (eingeweicht), Ahornsirup. Das alles dient zum Süßen von Speisen und Gebäck. Da bleibt der Zucker höchstens noch für den Kaffee, falls man nicht drangehen will, ihn sich hier allmählich abzugewöhnen. Synthetischer Süßstoff ist abzulehnen. Durch ihn wird etwas vorgetäuscht, was real nicht existiert. — Auf den Kochsalzgebrauch komme ich später zurück.

Besondere Sorgfalt ist auf den Gebrauch von Gewürzkräutern zu verwenden. Denn der weitere Verdauungsvorgang bis hin zur Herz-Kreislauf-Funktion wird dadurch angeregt, daß Gewürze beigefügt und auch geschmeckt werden. Hierzu gehört eine ausgiebige Kautätigkeit. Bei der Zubereitung wird man auf die Zahnverhältnisse des älteren Menschen Rücksicht nehmen, das Getreide gegebenenfalls schroten und immer ausquellen lassen, das Gemüse ausreichend garen. Auf Rohkost ist jedoch nicht ganz zu verzichten; es gilt aber eine Auswahl zu treffen, die zu bewältigen ist (s. Seite 176).

Was im Munde gut vorbereitet wurde, kann im Magen leichter weiterverdaut werden. Eine Hilfe für die Magenverdauung sind die milchsauren Gärprodukte wie Sauermilch, Quark und alle milchsauren Gemüse. Der alte Mensch hat es ja mit der Salzsäureproduktion im Magen oft schwer. Da bringen diese Speisen eine spürbare Erleichterung. Auch eine kleine Tasse Bittertee oder Gemüsebrühe werden zur Einleitung der Mahlzeit wohltuend empfunden.

Der Magen reagiert empfindsam auf die Art der Zubereitung. Sorgsames Garen in guten Kochgeschirren registriert er dankbar, weniger dagegen im Dampfdrucktopf überhitzte Speisen und Produkte aus der Tiefkühltruhe; denn durch diese Verfahren tritt eine erhebliche Wertminderung ein, wie durch Untersuchungen in unserem Arbeitskreis nachgewiesen wurde[10]. Vor allem aber werden Speisen nicht gut tun, die mit ionisierten Strahlen (Mikrowellen) behandelt worden sind, — wenn das auch nicht immer gleich bemerkbar wird. Durch diese Art der Energie tritt eine erhebliche Zerstörung der vitalen Struktur der Lebensmittel ein[11].

Wir sollten auch stets im Bewußtsein haben, daß der Magen empfindsam an seelischen Regungen teilnimmt. Das schönste Essen führt oft zu Verkrampfungen, wenn ein Ärger in der Seele bohrt.

Im Dünndarm werden die Speisen weiter aufgeschlossen. Hier kommt die wirkliche Qualität der Produkte zutage, hier kann nichts mehr verheimlicht werden. Die großen Verdauungsdrüsen wie Leber und Pankreas, die ja mit hohen Fähigkeiten von Sinneswahrnehmung ausgestattet sind, registrieren unbestechlich, was sie beim fortschreitenden Ausbau der Nahrung mit Hilfe ihrer Fermente erfahren. Oder besser gesagt: das Ich registriert es; denn es wirkt ja durch die Drüsen und ist in diesen Prozessen tief unter der Schwelle des Bewußtseins anwesend. Wenn das Ich in das innere Leben der Produkte eindringt, erlebt es deren Werdeprozeß mit, gewissermaßen deren „Biographie". Es sucht in den sich entfaltenden Lebensprozessen Strukturen, mit denen es sich verbinden kann. In der Begegnung mit diesen aus dem Kosmos einstrahlenden Kräftewirkungen der Nahrung ist das Wollen des Menschen physiologisch gegründet. Es nimmt unbewußt teil an der Atmung und der Lichtbildung in einem Blatt, an den Mineralisierungsprozessen in einer Wurzel, dem Reifen von Früchten und Samen in der Sonnenwärme. Da wird erlebbar, ob die Aufzucht in Freilandkultur oder im Glashaus erfolgte, besonders aber, ob die Produkte auf einer nach biologischen Ordnungen gepflegten Erde herauswuchsen oder ob in den natürlichen Lebensprozeß mit Kunstdüngung eingegriffen wurde. — Eine hohe Nahrungsqualität bedingt, daß das Ich engagiert in diese Prozesse eintaucht und sich so wollend mit dem Leibe verbindet. Inkarnation ist ein fortdauernder Prozeß, der immer wieder neu vollzogen werden muß. Auch der alternde Mensch muß ihn leisten; denn nur mit einem derart gegründeten Wollen kann er vollgültig im Erdenreich wirken. Eine mindere Qualität der Nahrung mit Verzerrung der Struktur der Bildekräfte ruft das Ich nicht zum Ergreifen der Substanzwelt auf, sondern läßt es enttäuscht resignieren. Oft hat eine Willensschwäche hier ihre Ursache.

Ist Aktivität im Alter überhaupt von Bedeutung? Darf sich der ältere Mensch nicht vom Leben zurückziehen? Gewiß, für die äußere Daseinsbewältigung wohl. Aber es gibt eine innere, unterbewußte Zuwendung zur Erde durch den Leib, die willensartiger Natur ist. Zwar geschieht dies in der zweiten Lebenshälfte nicht mehr mit der Stärke der Jugend, aber es werden doch durch die Struktur der Nahrung hindurch unterhalb des Bewußtseins kosmische Ordnungen erlebt. Das schafft Verbindungen zu dem ewigen Urgrund der Welt und bereitet die nachtodliche Existenz vor. Durch die Begegnung mit einer kraftvollen Sternenwirksamkeit in der Nahrung kann ein Vertrauen in die heilsamen Kräfte der Welt begründet werden. Freilich hat diese Problematik viele Aspekte. Sie ist aber auch ein Ernährungsproblem.

Bei der letzten geheimnisvollen Stufe der menschlichen Verdauung, in der die Substanz über eine Schwelle geführt wird, auf der sie jede Erscheinungsform verliert, die ihr noch vom außermenschlichen Bereich her anhaftet, geht es um die eigentliche innere Struktur des Stoffes. In diese muß das Ich direkt, frei von jeder Hülle eingreifen können, um die gänzliche Auflösung zu leisten. Dies kann nur erreicht werden, wenn von der Nahrung dem Ich etwas entgegengebracht wird, das ihm wesensverwandt ist, das heißt, das aus natürlichen Zusammenhängen stammt. Es gibt jedoch einen Bereich naturfremder Kräfte und Vorgänge, die der menschlichen Wesensart fremd sind. Diesem Bereich entstammen die synthetisch hergestellten Zusatzstoffe, die heute bereits in hohem Maße den üblichen Produkten zum Verschönen und Haltbarmachen zugesetzt werden.

Hierher gehören auch die Kräfte der Radioaktivität, die der Mensch nicht aus dem Naturzusammenhang herausnimmt, sondern durch Kernspaltung selbst erzeugt. Diese Kräfte werden in steigendem Maße zur Sterilisierung von Lebensmitteln herangezogen. In der BRD bisher nur bei Saatzucht; in osteuropäischen Ländern ist dieses Verfahren schon bei Lebensmitteln erlaubt. — Was durch diesen Bereich geprägt wurde, ist der menschlichen Ich-Natur wesensfremd. Derartige Stoffe drängen durch die geheimnisvolle und nur dem Menschen eigene Schwelle der Substanzumwandlung und gehen unüberwunden in die menschliche Organisation ein. Dort entfalten sie eine für den Menschen wesensfremde Wirksamkeit. Bestenfalls gelingt die Ausscheidung über Haut, Nieren und Atmung. Zum großen Teil werden sie in der Leber oder irgendwo im Zellgewebe abgelagert und beeinflussen von dort die Stoffwechselprozesse. Das ist für den älteren Menschen besonders folgenschwer. Sein Wollen ist ja weniger nach außen gerichtet und wird nicht von bewußten Zielvorstellungen gesteuert, seine Willensbildung gründet sich viel stärker als bei Menschen, die noch in äußerer Arbeitsbewältigung stehen, auf das unterschwellige Erleben des Ich im Stoffwechsel.

Ob der Aufbau — in den früher beschriebenen Phasen — gelingt, hängt davon ab, inwieweit die Schritte des Abbaus vollzogen werden konnten. Ferner wirken beim Aufbau Faktoren mit, die in den späteren Ausführungen über die rhythmischen Ordnungen, den Wärmehaushalt, die Zellatmung, den Lichtstoffwechsel und den Flüssigkeitsorganismus eingehend behandelt werden.

Eine Betrachtung der Lebensprozesse in der Pflanze und im Menschen soll dann hinführen zu einer eingehenden Beschreibung der schon angedeuteten Verwandlung der Bildekräfte und ihrer Neubildung aus den Kräften des kosmischen Umkreises.

Von den Lebensprozessen im Pflanzenreich

In den vorigen Kapiteln wurde die Verwandlung der Nahrungssubstanzen im menschlichen Organismus beschrieben. Da nun die Inhaltsstoffe der Nahrung in einem lebendigen Zusammenhang entstanden sind und dieses Lebensgefüge mit der Ernährung in den menschlichen Organismus gelangt, soll zunächst nach dem Wesen des Lebens gefragt werden.

Wir begegnen ihm in reinster Form in der Pflanzenwelt. Mit den Sinnen ist das Leben als solches nicht zu erfassen, doch drückt es sich aus in Wachstumsbewegungen, Formen und Farben, in der Fortpflanzung und in einem Stoffwechsel, der von den Kräften des Lebendigen geleitet wird. Während den chemischen Gesetzen zufolge außerhalb des Lebendigen das Eiweiß fault, Fett ranzig wird und Kohlenhydrate gären, werden im lebendigen Organismus diese Regeln aufgehoben. Die chemische Verwandlung der Substanzen wird hier durch ein übergeordnetes Kraftsystem gesteuert.

Das Leben strömt aus kosmischen Dimensionen in die Welt der irdischen Erscheinung ein, die Stoffeswelt ergreifend und sie nach den ihm innewohnenden Bildern formend. Es kommt aus dem Umkreis und tritt in Wechselwirkung mit den Kräften des Irdischen. Leben ist „Leichte", im Erdenstoff lastet Schwere.

Die Bildekräfte des Lebendigen unterscheiden sich gemäß den vier Elementen: Erde, Wasser, Luft (Licht) und Feuer (Wärme). Rudolf Steiner nennt sie auch die vier Ätherarten und wählt folgende Bezeichnungen:

Lebensäther, das Erdenelement erfassend

Chemischer Äther, die chemischen Umsetzungen im wäßrigen Bereich bestimmend

Lichtäther, zum Element Luft gehörig und im Atemprozeß tätig

Wärmeäther, in den Wärmeprozessen als Lebenskraft wirkend.

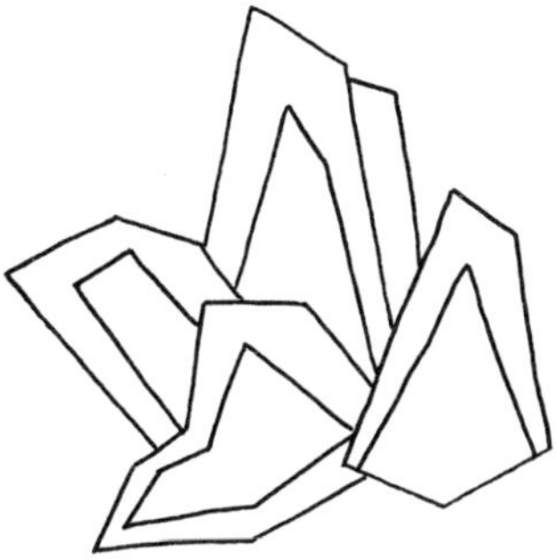

LEBENSÄTHER
ERDE

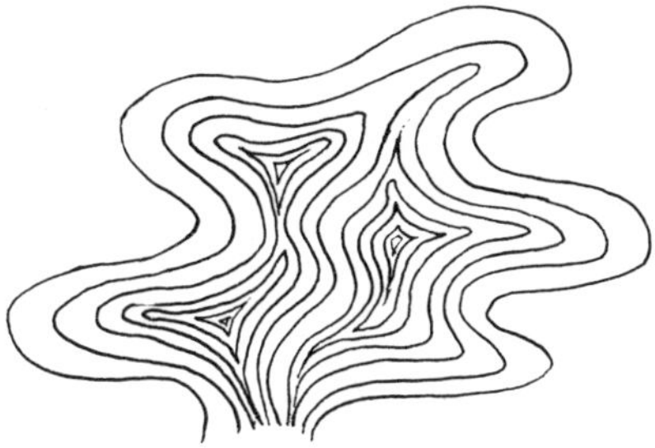

CHEMISCHER ÄTHER
WASSER

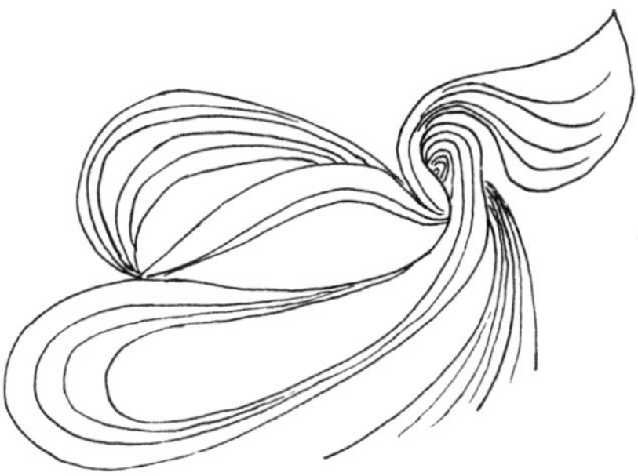

LICHTÄTHER
LUFT

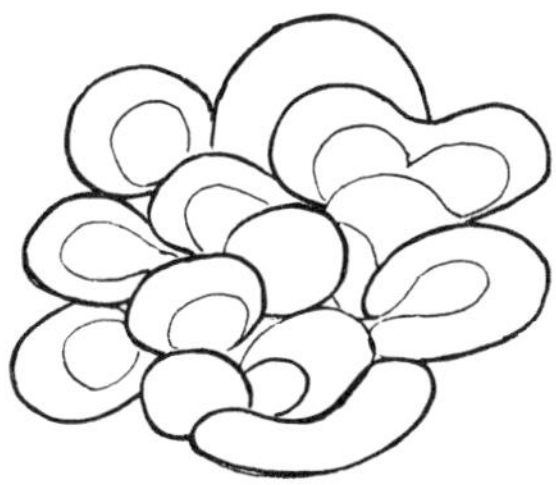

WÄRMEÄTHER
FEUER

Grundgesten der vier Ätherarten

Der *Lebensäther* ergreift das mineralische Element am intensivsten im Wurzelbereich der Pflanzen und konzentriert hier das Leben. Er gibt durch Einlagerung von Mineralien und Zellulose den Gewächsen ihre Form. In den Gestalten der Bäume und Sträucher drückt sich der Lebensäther aus. So ist die Eigenart einer Landschaft von ihm geprägt. Auch der Same gerät in seine Einflußsphäre, sobald er in das Erdreich versenkt wird.

Zum Keimen des Samens ist Wasser notwendig. Damit tritt der *chemische Äther* in Aktion. Er sorgt für Sprießen und Sprossen. Er ist quellender Natur und drängt zu einem vielfältigen Stoffwechsel mit Aufbau der Grundelemente Eiweiß, Fette und Kohlenhydrate.

Auch der *Lichtäther* ist bei der Bildung organischer Substanz beteiligt. Die Assimilation des Kohlenstoffs aus der Luft und die Verbindung mit dem Wasserelement zum Kohlenhydrat, die Photosynthese, ist Wirksamkeit des Lichtes. Die Pflanzenwelt ist aus Licht gewoben; in allen Geschöpfen lebt Licht. Ohne Licht keine lebende, grünende Pflanze, ohne Licht keine Ausgestaltung der Pflanzenform. Beobachten wir zum Beispiel, wie eine Kartoffel im dunklen Keller keimt. Wir sehen aus den Augen der Knolle ein fadenförmiges, farbloses Gebilde hervorwachsen. Wie anders ereignet sich das Keimen draußen auf dem Kartoffelfeld. Der Keim gelangt ans Licht, grünt und wird nun in seinem Wachstum gestaut und geformt; es entwickeln sich Stengel und Blatt zu der bekannten Gestalt der Kartoffelpflanze.

Die farblos quellende Natur des chemischen Äthers wird vom Lichtäther geformt und gegliedert. Durch ihn können die Urbilder der Pflanzen aus dem kosmischen Umkreis heraus in der irdischen Stoffeswelt verwirklicht werden. Eine Vielfalt von Formen und Farbtönungen erfreut uns in Blättern und Blüten.

Wie sich ohne den Lichtäther kein Leben entfalten kann, so brauchen alle lebenden Geschöpfe auf Erden auch den *Wärmeäther*. Mangel an Wärme führt zur Erstarrung und zum Tode. In der Wärme reifen die Früchte und Samen. Dabei wird die bildende Geste des Wärmeäthers deutlich: Rundung und Vervielfältigung. Denken wir an den Löwenzahn: Sein Samenstand bildet die Form einer Kugel, und wenn wir da hineinblasen, fliegen unzählige winzige Schirmchen durch die Luft, von denen jedes einen Samen trägt.

Liegt nun den vier Ätherarten etwas zugrunde, das als Wesenheit angesprochen werden kann? Zur Einleitung einer gültigen Antwort sei ein Ausspruch des bekannten Physikers Max Plank herangezogen. Er sagte auf einem wissenschaftlichen Kongreß in Florenz: „Es gibt keine Materie an sich! Alle Materie entsteht und besteht nur durch eine Kraft, welche die Atomteilchen in Schwingung bringt und sie zum winzigsten Sonnensystem des Atoms zusammenhält. Da es im ganzen Weltall aber weder eine intelligente noch eine abstrakte Kraft gibt — so müssen wir hinter dieser Kraft einen bewußten intelligenten Geist annehmen. Dieser Geist ist der Urgrund aller Materie ... Da es aber Geist an sich nicht geben kann, und jeder Geist einem Wesen zugehört, so müssen wir zwingend Geistwesen annehmen ...“[12].

Was hier ausgesprochen ist, läßt sich beziehen auf die Erscheinung des Lebendigen. Denn Leben ist Geist und wirkt herein aus einer übersinnlichen Dimension in die uns sichtbare organische Welt, sie gestaltend, formend, bildend — mit anderen Worten: sie belebend.

Eine Wissenschaft vom Lebendigen muß sich der Frage nähern: Welcher Art sind die Geistwesen, die uns das Leben bringen, ja die das Leben selbst sind?

Diese Frage zielt letztlich auf unsere menschliche Existenz. Wir sollten sie nicht auf das religiöse Gebiet abschieben. Glauben und Wissen sind nicht unbedingt und immer voneinander zu trennen. Freilich gibt es Grenzen der Erkenntnis, aber sie liegen nicht absolut fest, sondern verschieben sich für jeden Menschen und für jede Zeit.

Das Leben wurde im Urbeginn geschaffen aus dem Logos, dem göttlichen Schöpferwort. „In Ihm war das Leben“, so heißt es im Prolog des Johannesevangeliums. Aus Ihm strömt das Leben in den Kosmos — aufgenommen, weitergebildet und getragen durch dienende, hierarchisch geordnete geistige Wesen.

In diesem Sinn sagt Rudolf Steiner: „Das Weltenwort ist nicht irgendeine Silbenzusammensetzung aus Wenigem, sondern das Weltenwort ist dasjenige, was aus unzähligen und unzähligen Wesen zusammentönt.“[13]

Und wenn wir in die Natur hinausschauen mit all ihrer Schönheit und Farbenpracht, dann können wir uns ein Bewußtsein davon erringen, daß hinter der äußeren Erscheinung diese geistigen Wesen weben und leben. Ihnen kann sich der Mensch zuwenden, indem er seine Gedanken nicht an die äußere materielle Seinsform bindet, sondern sein Gemüt erfüllt mit einem tiefen, von Lauschen und hingebendem Schauen getragenen Erleben der Naturvorgänge und mit starkem, warmem Vertrauen in diese höhere Wirklichkeit.

Die Menschen früherer Zeiten hatten noch ein Wissen von den Geistwesen in der Natur. Sie gaben ihnen den Namen „Naturgeister“. Im Märchen sind sie in bildhafter Form überliefert.

Die Naturgeister sind in die vielfachen Erscheinungen der Natur verstrickt und in dem Maße, wie der Mensch in die Natur eingreift, auch vom Menschen abhängig. Lebensschutz bedeutet Schutz der Naturgeister. Umgekehrt ist der Mensch auch von ihnen abhängig; er kann ohne sie nicht existieren, er bildet mit ihnen eine Lebensgemeinschaft.

Darum ist in der heutigen Zeit der Umweltkrisen eine neue Einsicht in das Wesen der Naturgeister notwendig. Sie haben keinen physischen Körper und kein Ich wie der Mensch. Aber sie sind mit Leben und Seele begabt. Ahnen wir etwas von der Not, in die sie durch den Raubbau des Menschen an der Natur gestürzt sind? Vielleicht kann uns aus Mitleid mit ihnen ein neues Wissen von den Naturordnungen erwachsen. Dann können wir bei unseren Eingriffen in die Natur wieder aus Erkenntnis handeln, was heute nur selten der Fall ist.

Den vier Ätherarten und Elementen entsprechend sind vier Arten von Naturgeistern zu unterscheiden. Die Menschen früherer Zeiten hatten noch ein Wissen von diesen Geistwesen in der Natur. Das ist noch in den Märchen in bildhafter Form überliefert. Man unterschied, den vier Elementen entsprechend, vier Arten von Naturgeistern, oder wie wir heute sagen, Elementargeistern. Die Namen knüpfen an die alte volkstümliche Tradition an. Zum festen Element gehören die Gnomen, zum flüssigen die Undinen, in Luft und Licht leben die Sylphen und in der Wärme, im „Feuer" die Salamander. Wo Leben erscheint, sind diese Geister am Werk. Sie sind die geistige Substanz des Lebens. Selbst unsichtbar, hinterlassen sie in der sichtbaren Welt, überall wo das Leben sich regt, ihre Spuren.

Tief greift der Mensch in ihr Schicksal ein. Wir empfinden es oft beim Betrachten einer Landschaft, wie Industriewerke die Geistigkeit der Natur in ihren Bann schlagen. Andererseits versteht sich die biologisch-dynamische Landwirtschaft als ein Dienst an den Elementarwesen. Durch ihre Kulturmaßnahmen wird die Erde verlebendigt, mit anderen Worten: Es wird den Elementargeistern die Möglichkeit verschafft, da sein zu können. Leben heißt ja immer: Es sind Naturgeister am Werk, sie schaffen, bilden und formen, sie lassen wachsen, blühen, fruchten. Und es welkt und vergeht, wenn sie sich aus den biologischen Zusammenhängen wieder zurückziehen.

Lebensvorgänge im Menschen
Wandlungen im Alter

Die vier Ätherarten wirken auch im menschlichen Organismus. Sie konstituieren den Ätherleib. Nach zwei Richtungen ist der Ätherleib des Menschen tätig. Er ergreift die Substanzen, die in der Nahrung enthalten sind, aber auch die der Luft, und fügt sie in den Bauplan und die Funktionskreise des Organismus ein. Er ist zum anderen aber auch mit dem Seelischen verbunden, indem er seine Kräfte für das Denken zur Verfügung stellt oder indem er vom Ich und Astralleib bestimmt wird. Daß sich diese höheren Wesensglieder überhaupt in den physischen Leib hineinarbeiten können, um sich in ihm und durch ihn auszudrücken, sich gleichsam zu inkarnieren, verdanken sie den Bildekräften des Lebendigen. So können wir zum Beispiel bemerken, wie eine geistig-seelische Wärme den Leib ergreift oder umgekehrt: wie sich ein körperlicher Zustand seelisch auswirkt. Wir frösteln bei Furcht oder Lieblosigkeit, wir haben es schwer, uns in eiskalten Räumen für erstrebenswerte Ziele zu erwärmen. Andererseits werden kalte Glieder warm, wenn wir geistig-seelisch in Feuer geraten. Durch den Begriff des Wärmeäthers ist dieser psychosomatische Vorgang zu erklären. Der Wärmeäther ist das Medium, dessen sich das Ich des Menschen bedient, um im Leibe da sein zu können. Leibliches Organ dafür ist das Blut in seinem Kreislauf. Wie sensibel reagiert das Blut unserer Psyche gegenüber! Es stockt in den Adern bei Schreck und Entsetzen, rötet unser Gesicht, wenn wir uns schämen.

Eng mit dem Wärmewesen verbunden ist auch die Leber, ein Organ, in dem tief unter der Schwelle des Bewußtseins, im Stoffwechselbereich, das Ich wirkt, nicht in wacher Gedankenbildung, sondern im Willen gegründet.

Auch das Licht, ein Urphänomen, verwirklicht sich in allen Schichten des Seins. Es ist der Lebensquell; ohne Licht kein Grünen, kein Pflanzenwachstum. Und auch im Menschen formt und bildet der Lichtäther mit an den Organen. Während Wärme Beziehung zum Blut hat, sind die Nerven dem Licht verwandt. Ja, Rudolf Steiner spricht davon, daß die Nervensubstanz aus dem Lichtäther heraus gewoben, aus dem Licht geschaffen wird. Denn Denken ist ja Weben im Licht. Es ist mehr als ein schöner Vergleich, wenn wir sagen: das leuchtet mir ein.

Wir unterscheiden jedoch verschiedene Formen des Lichtes: das ätherische Licht, wie es allein in der Pflanze wirkt und das seelisch-geistige Licht im Menschen. Hier, im Menschen, muß das ätherische Licht, das aus der Nahrung frei wird, auf die Stufe des Seelischen gehoben werden. Erst dann ist Entfaltung von Bewußtsein möglich[14].

Wärme- und Lichtäther sind somit dem Geistig-Seelischen verwandt, wie es im Bewußtsein auftaucht. Ihr Hauptwirkungsbereich ist der obere Mensch, der Kopf im Übergang zur Atmung und zum Herzen. Hingegen sind Lebens- und chemischer Äther tief in die Stoffwechselvorgänge und die Lebensprozesse des Zellgewebes eingetaucht und mit Aufbau und Wachstum des Organismus verbunden, die vorwiegend im Bauchraum lokalisiert sind. Sie ergreifen von dort her auch den mittleren, den rhythmischen Teil des Menschen; in der Kopfregion sind sie zurückhaltender tätig.

Obwohl die einzelnen Ätherarten in ihrer Wirkung gewisse Betonungen setzen, bildet der Ätherleib im Menschen eine Einheit.

Der Ätherleib drückt sich im Zeitgeschehen aus, er ist ein „Zeitleib". Das wird bei der Pflanze deutlich, deren Urbild sich im Zeitenstrom verwirklicht, im Keimen, Wachsen, Blühen, Fruchten, Welken. So kann der Ätherleib beim Menschen auch Träger der Erinnerung sein. Da sich beim alten Menschen der Ätherleib aus der Physis zurückzieht, läßt das Kurzzeit-Gedächtnis nach. Dafür treten die Ereignisse der Jugendzeit deutlicher hervor.

An der langsamen Lösung des Ätherleibes aus den physischen Zusammenhängen sind im Alter alle Ätherarten beteiligt. Jede zeigt sich jedoch in spezifischer Weise. Das Zurückziehen des *Lebensäthers* bedingt ein Nachlassen der allgemeinen Vitalität, der körperlichen Frische. Auch kommt es zu Störungen im Mineralstoffwechsel mit Auflösung der Struktur in den Knochen und verschiedenen Ablagerungen.

Der *chemische Äther* wirkt im Flüssigkeitshaushalt. Die Gewebe enthalten mit zunehmendem Alter des Menschen immer weniger Wasser.

Beim Embryo beträgt der Flüssigkeitsgehalt noch 90 %, im Alter sinkt er dann bis auf Werte von 60—65 %. Wir sehen das schon rein äußerlich an der trockenen, faltigen Greisenhaut. Auch der zurückgehende Eiweißgehalt im Blutserum deutet auf den schwächer eingreifenden chemischen Äther hin. Bei Dreißigjährigen wurden im Durchschnitt 7,1 %, bei Siebzigjährigen nur noch 5,63 % gemessen.

Das mangelhafte Eingreifen des *Lichtäthers* im Alter führt zu schwacher Strukturbildung in den Organen, insbesondere der Blutbildung und der Nerven und Gehirnzellen. Dafür kann der Lichtäther im geistig-seelischen Bereich, von leiblichen Prozessen weniger getrübt, rein aufstrahlen. Mit Recht gab Norbert Glas seinem Buch den Titel „Lichtvolles Alter“ [15].

Dasselbe gilt für den *Wärmeäther*. Aus dem Leib zieht sich die Wärme zurück, aber im Seelenleben kann sie sich als Altersgüte um so reicher entfalten.

Es tritt die Frage auf: Welche Möglichkeit haben wir, durch Ernährung die ätherischen Bildekräfte anzuregen, in gesunder Weise den physischen Leib des älteren Menschen zu durchwirken? Zuvor sollen die Ernährungsprozesse auf der Stufe des Ätherischen beschrieben werden.

Die Ernährung aus dem kosmischen Umkreis durch Sinne und Atmung

Bei den Ernährungsvorgängen unterscheiden wir auf der einen Seite die Verwandlungen der Stoffe, das heißt den eigentlichen Stoffwechsel, zum anderen die mit der Nahrung aufgenommenen Bildekräfte des Lebendigen. Und wie die Substanzen im Innern des Organismus abgebaut werden, so muß auch auf der Ebene des Ätherischen eine Art von Verdauung geleistet werden. Denn die Bildekräfte der Nahrung sind für den menschlichen Organismus zunächst etwas Fremdes; sie sind auf eine entsprechende Pflanzenform eingestimmt. So sind die Roggenkörner darauf spezialisiert, Roggenpflanzen wachsen zu lassen, in der Möhre lebt eine ihr entsprechende Formbildekraft, und wenn wir Kohl verzehren, dann lösen sich im Laufe des Abbaus im Darm Bildekräfte heraus, die nach einer Gelegenheit suchen, Kohlköpfe hervorzubringen. Es sind für den Hellseher im Ätherischen entsprechende Formen zu beobachten[16]. Nun kann der menschliche Ätherleib derartige Ansätze nicht dulden, er bildet das Fremde um. Dabei wird er zu einer Aktivität aufgerufen, die jeweils durch das vorhandene Vorbild bestimmt wird.

Die von Rudolf Steiner beobachteten Formen entstehen zunächst im Stoffwechselbereich, bewirken dann aber ein Gegenbild im oberen Menschen. Die dort angeregte Aktivität führt dann zum Aufbau körpereigener Substanz. Dieser Aufbau knüpft an die Struktur des abgebauten Produktes an; ja, sie richtet sich in gewisser Weise nach dem in ihm Vorgegebenen. So sind Lebensmittel mit einem Gehalt an bestimmten essentiellen Aminosäuren — und damit einer besonderen Art von Bildekräften — nötig, um im menschlichen Organismus Eiweiß neu entstehen zu lassen.

Woher nimmt der menschliche Ätherleib die Substanzen, die er für die Neubildung braucht? Aus der Nahrung? Das scheint nahe zu liegen; wir sprachen ja bereits von der stufenweisen Aneignung der Substanzen. Das aber ist nur teilweise gültig, nämlich für das Gehirn und Nerven-Sinnessystem. Nur sie werden aus den Nahrungssubstanzen unmittelbar aufgebaut. Rudolf Steiner nennt das die irdische Ernährung. Er sagt: „Die Nerven-Sinnesorganisation ist substantiell außerordentlich wichtig; denn die Nervensubstanz ist die bis zum Ende getriebene Stoffwechselsubstanz.“ [17]

Alle anderen Organsysteme werden aus ätherischen „Substanzen“ gebildet, die durch die Atmung und durch die Tore der Sinnesorgane einströmen und in die Regsamkeit des Ätherleibes aufgenommen werden. Wie ist dies zu denken? — Wir sind umgeben von einem „Spannungsfeld“ von Kräften des Lebendigen, oder mit einem anderen Bild ausgedrückt: von „Schwingungsformen“ einer ätherischen Dimension, die unseren Sinnen verborgen ist. Diese Regsamkeiten verdichten sich und bewirken im Organismus die Bildung von Materie. Dieser Prozeß entspricht einer umgekehrten Potenzierung. Wie in der Homöopathie Substanzen bis in Verdünnungen geführt werden, die einem reinen überstofflichen Kräftewirken gleichkommen, so werden hier die Wege rückläufig beschritten: Substanzen werden aus einer dynamischen Seinsform in die wägbare Stofflichkeit verwandelt. Das geschieht durch den Ätherleib, der in der Begegnung mit den Bildekräften der Nahrung aktiviert wurde.

Im Menschen ist jedoch kein Vorgang ohne Beteiligung von Geist und Seele möglich. Diese beiden Glieder der menschlichen Wesenheit wirken entscheidend mit bei der Bildung der Organe und bei ihren Funktionsabläufen. Somit ist alles auf das individuell Menschliche orientiert, darauf, daß sich die Persönlichkeit im Leibe frei entfalten kann.

Die Vorgänge bei der Substanzbildung aus dem kosmischen Umkreis werden beeinflußt von unserer Gesinnung. Liebevolle Hinwendung zur Umwelt und Pflege aufbauender Gedanken regen den Substanzaufbau an. Das trat bei außergewöhnlichen Menschen wie bei Nikolaus von der Flüe und Therese von Konnersreuth eindrucksvoll in Erscheinung. Sie konnten ihren Leib allein aus dem kosmischen Umkreis ernähren, ohne irdische Speise zu sich zu nehmen.

In unserer Zeit muß sich der Mensch mit einer Umwelt auseinandersetzen, die ihm nur wenig aufbauende Sinnestätigkeit gewährt. Dafür dringen reichlich zerstörerische Kräfte auf ihn ein.

Es ist also ein Ausgleich nötig, und besonders der ältere Mensch wird im Hinblick auf die Ernährung aus dem kosmischen Umkreis eine Belebung und Beseelung seiner Sinne pflegen. Hierzu gehört ein erkraftetes durchgeistigtes Denken, das aufmerksame Beobachten der Phänomene in der werdenden Natur im goetheanistischen Sinn, das Erleben von Kunstwerken, sowie eigenes künstlerisches Tun, wenn es auch noch so bescheiden ist.

Auf der anderen Seite kann der alternde Mensch bemerken, wie durch eine vollwertige Qualität der Nahrung sein Ätherleib aktiviert und in Regsamkeit gebracht wird, um aus den durch die Sinne einströmenden Elementen eigene Substanz aufzubauen. Sinnespflege auf der einen Seite, sorgfältige Ernährung auf der anderen schafft Gegengewichte gegen die bedrohlichen Abbauvorgänge.

Rhythmische Ordnungen

Jeder Lebensprozeß verläuft in rhythmischen Ordnungen. Wie Sonne, Mond, Planeten und Fixsterne ihre Bahnen am Himmel nach ewigen Gesetzen beschreiben, so durchzieht ein Lebensstrom die irdischen Bereiche, nicht gleichmäßig fließend, sondern in vielen Variationen, rhythmisch wechselnd, in musikalischen Ordnungen. Woher kommen diese Impulse? Wird vielleicht in einer höheren Welt musiziert, und das Tönen bewegt unser Leben?

Wenn der alternde Mensch darauf lauscht und sich mit den Rhythmen der Natur verbindet, gewinnt er an Lebensfrische. Und da Ernährung ein Lebensvorgang ist, bedarf er auch hier der Eingliederung in rhythmische Ordnungen.

Durch den Sonnengang, durch Tag und Nacht bildet sich um die Erde ein Spannungsfeld, das in regelmäßigen Phasen schwingt. Darin sind eingeschlossen Luftdruck, elektrisches und magnetisches Spannungsfeld, Windbewegungen, radioaktive Emanationen, Licht- und Wärmeschwankungen, Variationen des Chemismus und der Bildekräfte. Die Phasen schwanken um einen Höhepunkt nachmittags um 3 Uhr und um einen Tiefpunkt in der Nacht um 3 Uhr, also nicht, wie es naheliegend wäre, um eine Kulmination mittags um 12 Uhr.

Auch im Menschen schwingen Funktionsordnungen im gleichen Rhythmus. So zeigt die Leber eine abwechselnd anreichernde und absondernde Tätigkeit, die dem Wirkensfeld der Erde synchron verläuft. Dabei wird aus dem Zucker des Blutes einmal Glykogen aufgebaut und in der Leber gespeichert, zum anderen wird es in einem Phasenwechsel wieder zu Zucker abgebaut und ins Blut geleitet. Der Glykogengehalt der Leber hat einen Höhepunkt um 3 Uhr nachts und einen Tiefpunkt um 15 Uhr. Entsprechend beginnt der Blutzuckerspiegel um 3 Uhr zu steigen bis zu einem Maximum um 15 Uhr. Dann sinkt er langsam wieder ab.

Die Lebertätigkeit drückt sich auch in der Gallensekretion aus, deren Phasenwechsel der assimilatorischen Tätigkeit der Leber entgegen verläuft.

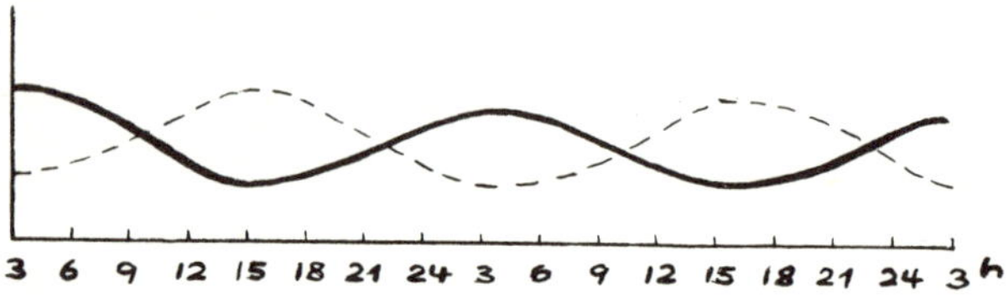

——————— = Tagesrhythmus des Glykogen-Gehaltes der Leber
— — — — = Tagesrhythmus der Gallen-Sekretion

Wenn die Nahrungszufuhr den geschilderten Grundphasen nicht entspricht, ist der Organismus in der Lage, sich anzupassen und die jeweils notwendigen Funktionsabläufe in Gang zu setzen. Doch erleichtert der ältere Mensch seinem Körper die Auswertung der Nahrung, wenn er sich nach den erwähnten Phasen richtet. Das heißt: Bis 15 Uhr gemäß der sekretorischen Phase kräftiger zu essen und gegen Abend nur wenig Fett und Eiweiß zu sich zu nehmen. Statt dessen empfiehlt es sich, abends die süße Komponente zu bevorzugen. Der Diabetiker verträgt ohnehin zur Nacht Kohlehydrate besser als gegen Morgen.

Entsprechend seiner Verdauungskapazität wird der ältere Mensch kleinere Portionen zu sich nehmen, aber dafür Zwischenmahlzeiten einlegen. Nach Möglichkeit sollten die gleichen Zeiten beibehalten werden.

Rhythmische Ordnungen sind durch den Jahreskreislauf gegeben. Der Mensch lebt die verschiedenen Zeiten des Jahres in seiner Seele mit. Wenn im Frühjahr die Natur um ihn grünt und blüht, ist seine Seele anders gestimmt, als wenn sich in den klaren Tagen des Herbstes die Blätter färben und die Pflanzenwelt dem großen Sterben des Novembers entgegengeht. Im Lichte des Sommers atmet die Seele mit aus, im Winter dagegen kehrt sie mehr bei sich selbst ein.

Aber nicht nur die Seele nimmt an den Erscheinungen des Jahreskreises Anteil, auch der Leib ist mit den Rhythmen des Jahres verbunden. In ihm wirken die Kräfte der Erde und ihrer Atmosphäre, wie sie sich durch das Jahr hindurch wandeln. Darum wird der Mensch auch die Nahrung wählen, die ihm die Erde zu der entsprechenden

Jahreszeit gibt. Auf sie ist sein Organismus eingestimmt. Freilich werden wir für die Winterzeit Produkte lagern und konservieren, wie milchsaures Gemüse und Dörrobst, doch sollten wir, ohne pedantisch zu sein, den Stil der Jahreszeit wahren. Erdbeeren aus der Tiefkühltruhe sind wenig passend. Ebenfalls gehört die Tomate nur während der Jahreszeit auf den Tisch, in der sie auf natürliche Weise bei uns reift. Ein gesunder Instinkt wird uns dazu führen, die Nahrung so zu wählen, wie es der Jahreszeit entspricht.

Wenden wir uns nun den rhythmischen Prozessen bei der Ernährung zu: Schon im Munde kommt es durch rhythmische Kaubewegungen und Einspeichelung zur Einleitung rhythmischer Vorgänge. Dann spielen sich immer mehr durch die Bewegungen des Magens und Weiterleitung in den Dünndarm rhythmische Funktionen ein. Der Speisebrei wird durch wellenförmig ablaufende Kontraktionen der Darmwand perlschnurartig aufgegliedert, ausgestrichen und in Pendelbewegungen hin und herbewegt. Auf eine längere Strecke wird der verflüssigte Nahrungsstrom fein verteilt, so daß es zu einer kontinuierlichen Aufnahme in die Blutbahn kommen kann.

Der Übergang von dem einen Funktionskreis — dem des Darmbereichs — zu dem ganz andersartigen von Herz-Kreislauf und Atmung ist auch ein rhythmisches Problem. Jedem Stoffwechselvorgang haftet ein nur ihm eigener Rhythmus an, den es zu überwinden gilt. Gelingt das nicht, droht Krankheit. Eine Hilfe für diese Funktionen kann schon durch die Mundverdauung geleistet werden. Das hat H. Glatzel in aufschlußreichen Versuchen demonstriert[18]. Er fand, daß nach einer nicht gewürzten Nahrung, wie zum Beispiel gewöhnlichem Reis, das Schlagvolumen des Herzens oft bis auf das Dreifache anstieg. Das heißt, es strömte dem Herzen eine mehrfache Menge von Blut zu, die es zu bewältigen hatte. Ein krankes Herz ist dieser außergewöhnlichen Belastung nur schwer gewachsen. Wenn nun der Reis mit Paprika gewürzt wurde, entfiel die Zunahme des Schlagvolumens, vorausgesetzt allerdings, daß die Speisen gründlich geschmeckt wurden. Es entwickeln sich also entweder Stoffwechselvorgänge, die das Herz bedrängen, oder es kann sich bei Zubereitung der Speisen mit anregenden Gewürzen der Übergang zum Kreislauf störungsfrei vollziehen. Es ist daher besonders im Alter überaus wichtig, das Würzen als eine hohe Kunst zu üben.

Ein meist wenig beachtetes Organ, das die Aufgabe hat, die abgebauten Nahrungssubstanzen in die rhythmischen Prozesse des Organismus überzuleiten, ist die Milz. Dieses Organ vermittelt zwischen dem Rhythmus der Nahrungsaufnahme, den rhythmisch veranlagten Lebensprozessen in den Nahrungsmitteln und dem eigenständigen Rhythmus, der im menschlichen Atemsystem und in der Blutzirkulation lebt. Zwischen Stoffwechsel und rhythmischem Organismus gleicht die Milz aus, sie bringt die noch mehr grob-stofflichen Prozesse im Verdauungstrakt in Einklang mit dem mehr zum geistig-seelischen Eigenwesen des Menschen hinorientierten Kreislauf- und Atemrhythmus.

Die Milz reagiert sehr stark auf den Rhythmus der menschlichen Nahrungsaufnahme. Darum ist es für die Erhaltung ihrer Funktionskraft notwendig, regelmäßige Pausen einzulegen und diesen Rhythmus nicht zu unterbrechen; man sollte auch zwischendurch nichts knabbern oder lutschen. Die Milz braucht Zeiten der Ruhe, sonst gerät sie in eine Art von „Zappeligkeit". Hingegen sind Zwischenmahlzeiten in festgelegten Rhythmen zu empfehlen. Gerade dem alten Menschen tut es gut, in Abständen von zwei Stunden etwas zu sich zu nehmen.

Die Stoffwechselprozesse im Menschen werden aktiviert durch die kosmischen Rhythmen, die an den Bildekräften der Nahrungspflanzen mitgewoben haben. Daher können Produkte aus biologisch-dynamischen Anbau, bei dem kosmische Rhythmen beachtet werden, die rhythmischen Prozesse im Menschen besonders gut harmonisieren.

Eine Verbindung zwischen Atemrhythmus und Darmbewegung schafft das Zwerchfell. Verkrampfungen oder Erschlaffung dieses Organs sind heute vielfach zu beobachten, besonders beim älteren Menschen. Durch sie wird die Funktion des Dünndarms beeinträchtigt, der Übergang der Ernährungsprozesse vom Darm zum eigentlich rhythmischen System im Organismus erschwert.

Es tut also not, auf die Zwerchfelltätigkeit bei der Atmung zu achten. Das war ein Hauptanliegen des verdienstvollen Wiener Arztes Xaver Mayr. Durch Bauchmassagen versuchte er diesen Bereich zu lösen und zu aktivieren und somit die Resorptionsfähigkeit des Dünndarms zu fördern.

Im Innern des Organismus findet sich eine interessante rhythmische Funktionsordnung: der Puls/Atemquotient. Das Verhältnis der Pulsfrequenz zur Atembewegung ist normalerweise etwa 4:1. Das heißt:

auf vier Pulsschläge kommt ein Atemzug. Oft weichen auch beim Gesunden die Werte etwas von der Norm ab; nur im Schlaf ist das Idealverhältnis meist vorhanden. Bei Unwohlsein oder Krankheit werden starke Verschiebungen gemessen, die sich im Zuge einer Besserung des Befindens wieder der Norm angleichen. Auch das Essen hat einen Einfluß auf den Quotienten. Versuche ergaben, daß bei guter Verträglichkeit der Speisen eine Tendenz zur Normalisierung festzustellen war. Sie trat vor allem nach Getreidegerichten auf.

Der Atemrhythmus hat nicht nur eine Verbindung zur Darmbewegung durch das Zwerchfell; über die Flüssigkeitssäule im Wirbelkanal setzt sich die Atembewegung bis ins Innere des Gehirns fort. Denn die Flüssigkeit steigt und fällt mit der Atmung. Dabei wird der Rhythmus bis in die Hirnhöhlen weitergeleitet. Auch sie sind mit Flüssigkeit gefüllt, die aus dem Wirbelkanal direkt in sie einströmt.

So ist der ganze Mensch vom Haupt bis in den Stoffwechselbereich vom Atemrhytmus durchwirkt. Rhythmus aber bedeutet Leben. Von ihm gehen heilende Impulse aus.

Ernährung und Wärmeorganismus

Die Wärme ist das Medium, das es dem Ich ermöglicht, im Leibe da sein zu können, sich zu inkarnieren. Das ist ein Vorgang, der immer wieder neu in verschiedensten Variationen zu leisten ist. Darum finden wir auch im Organismus lebhafte, ständig wechselnde Wärmetönungen.

Im Menschen entsteht die Wärme von der leiblichen Seite her durch den Stoffwechsel und durch die Tätigkeit der Muskulatur. Mit zunehmendem Alter wird jedoch der dauernde Wechsel der Stoffe langsamer und träger. Je jünger das Individuum, desto lebhafter der Stoffwechsel, je älter, um so langsamer vollziehen sich die Umsetzungen. Das drückt sich in der Wärmebildung des Organismus aus. Diese wurde pro qm Oberfläche berechnet und zeigte in den verschiedenen Altersstufen einen kontinuierlichen Abfall. Dabei lag die Wärmebildung pro qm und Stunde bei Männern höher als bei Frauen und sank von etwa 50 Kalorien in der Kindheit auf rund 33 Kalorien im siebenten Lebensdezennium ab (s. Abbildung S. 12).

Da die Bildung und Regulation der Wärme ein Hauptelement des menschlichen Stoffwechsels ist, widmen wir der Ernährung des älteren Menschen auch in dieser Hinsicht besondere Aufmerksamkeit. Doch sollte nicht vergessen werden: Körperliche Bewegung ist gleichfalls von großem Wert für die Wärmebildung!

Welche Nahrung ist nun geeignet, die Wärmeprozesse im Stoffwechsel anzuregen? Das ist nicht nur ein Problem der Zufuhr von Kalorien, vielmehr kommt es dabei auf qualitative Unterschiede der Wärme an, die nicht mit demThermometer meßbar sind. Denn Wärme in der Nahrungswelt ist eine Qualität des Lebendigen. Und wir müssen wohl unterscheiden zwischen einer physikalischen Wärme, einer „Zündholzwärme", und einer Wärme als Qualität der ätherischen Bildekräfte. Irdisches Feuer vergeht, löst auf, der Wärmeäther dagegen führt das Leben in die Erscheinungswelt herein, läßt entstehen und reifen. Und alles vollzieht sich in rhythmischer Ordnung, zu seiner Zeit. Daß ein Kirschbaum blüht, wenn der Mai naht, und der Weizen im Sommer reift, daß aber auch ein Kind mit sieben Jahren die Zähne wechselt und mit vierzehn in die Pubertät kommt, das ist Wirksamkeit des Wärmeäthers. Er wirkt zusammen mit den anderen Ätherarten, denjenigen des festen, flüssigen und luftförmigen Elementes.

Damit der Wärmeäther in rechter Weise die pflanzliche Bildung durchkraften und zur Reife bringen kann, müssen die Glieder des Lebendigen harmonisch aufeinander abgestimmt sein. Beitreibender chemischer Düngung wird die Substanzbildung zu kompakt, die Pflanze kann nicht recht ausreifen und ihre Aromastoffe nicht voll entfalten. Dadurch leidet die Wärmequalität des Produktes; denn Reifen heißt: Der Wärmeäther zieht in die Substanz der Pflanze ein und bleibt darin gebunden. Durch biologisch-dynamische Boden- und Pflanzenpflege wird die Pflanze sensibler für kosmische Einflüsse und offen für die Einstrahlung des Wärmeäthers. Es entsteht eine hohe Wärmequalität der Nahrung.

Bei der Verdauung im Menschen wird der Wärmeäther frei und regt die Wärmeprozesse an. Mit dieser Einsicht wird uns die Bedeutung der Qualität der Nahrung für den älteren Menschen deutlich; wir werden leicht begreifen, daß eine dynamische Wärmequalität der Speisen einer Erstarrung im Alter entgegenwirkt, während chemisch gedüngte Produkte den Wärmeorganismus belasten.

Doch verstehen wir recht: Es ist mit dieser Aussage nicht gemeint, daß die Speisen gut warm sein müssen. Das hat in mancher Beziehung auch seinen Wert, wir denken aber hier an die innere Wärmequalität, die oft durch Erhitzen gerade zerstört wird. So hat Rohkost in manchen therapeutischen Zusammenhängen eine höhere Wärmequalität als gekochte Kost, sie vermag sogar den Körper anzuregen, mehr Eigenwärme zu produzieren.

Eine enge Beziehung zum menschlichen Wärmeorganismus haben die *Körnerfrüchte*. Darum sind sie auch die am meisten menschengemäße Nahrung. Insbesondere die Hirse facht die Wärmebildung an. Ein Segensspruch des Abtes Ekkehard von St. Gallen lautete: „Möge die Hirse dir nicht das Fieber und die Hitze bringen!" Damals waren fieberhafte Krankheiten gefürchtet als Geisel der Menschheit. Heute indessen leiden viele Menschen daran, kein Fieber entwickeln zu können, vor allem Krebsdisponierte. Man möchte für sie daher den Spruch ins Gegenteil verkehren und ihnen wünschen: „Möge die Hirse dir die Wärme bringen!" In diesem Sinn gehört das Getreide zur Kost des alten Menschen.

Die Aufgabe der *Fette* ist es, im menschlichen Organismus Wärme zu erzeugen. Dazu eignen sich aber nur Fette mit hochungesättigten Fettsäuren, die flüchtig und stoffwechselaktiv sind. Sie lagern sich nicht im Gewebe ab, sondern sind immer auf dem Wege, sich in einer Art Verbrennung zu verflüchtigen, um so der Bildung von Wärme zu dienen.

Unter den einheimischen *Gewürzen* sind es insbesondere die Lippenblütler, die den Stoffwechsel durchwärmen. Wir werden daher die Speisen sorgsam würzen. Basilikum, Majoran, Rosmarin, Ysop, Thymian — um nur einige zu nennen — lassen sich vielfältig verwenden. Hinzu kommen Gewürze aus warmen Ländern wie Chili, Cayennepfeffer, Curcuma, Ingwer und Muskat (s. S. 178).

Auf der anderen Seite kann der Wärmeorganismus des Menschen durch eisgekühlte Getränke und Speisen irritiert werden. Wie aber steht es mit Produkten der Tiefkühlung? Es ist anzunehmen, daß durch den Schock der tiefen Temperaturen ein Einbruch in den Wärmeäther erfolgt und sich gewissermaßen etwas einprägt, das bei den subtilen Prozessen im menschlichen Organismus als Störfeld wirkt[19]. Gewiß kann ein gesunder Mensch das überwinden; wie ist es aber, wenn sich diese Beanspruchung häufig wiederholt?

Zellatmung und Lichtstoffwechsel unter dem Einfluß der Ernährung

In der zweiten Lebenshälfte nimmt die Atemkapazität ab, die Zellen und Gewebe werden immer schlechter durchatmet. Besonders empfindlich reagieren auf diesen Mangel die Nieren und das Gehirn; denn diese Organe haben den größten Sauerstoffbedarf. Die Folgen sind spürbar: Rückgang der Konzentrationsfähigkeit, unzureichende Ausscheidung von Stoffwechselschlacken. Diese Tatsache muß nicht als unabänderliches Schicksal hingenommen werden, denn es sind viele Hilfen möglich, auch von Seiten der Ernährung. Doch ehe wir näher darauf eingehen, sollen die Vorgänge bei der Atmung betrachtet werden.

Wie die Wärme im Menschen ganzheitlich gesteuert wird, wenn sie die Zellverbände durchflutet, so strömt auch die Luft durch alle Bereiche des Leibes, geregelt durch einen einheitlichen „Luftorganismus“. Wir atmen die Luft durch die Lungen ein. Der Rhythmus der Atembewegung ergreift die Rückenmuskulatur und setzt sich durch das Zwerchfell bis in den Bauchraum fort. Auch das Haupt mit den Sinnesorganen und dem Gehirn ist mit einbezogen, und das nicht nur infolge der Durchluftung vom Nasenraum aus. Wie beschrieben, steigt und fällt die Rückenmarksflüssigkeit im Atemrhythmus, und infolge ihrer Verbindung zu den Gehirnhöhlen macht sich die rhythmische Bewegung auch dort geltend.

Durch die Atmung drückt sich das individuelle Wesen des Menschen aus. Vielfältig sind hier die Möglichkeiten einer Fehlspannung. Manche Menschen halten den Atemstrom zu sehr fest, gehemmt durch Hetze und Leistungszwang. Oft drückt auf die Seele eine unbewußte Angst, oder der Mensch bleibt stets an der Oberfläche der Erscheinungen haften, ein anderer verströmt sich zu sehr bis in die Erschöpfung hinein.

Das alles spiegelt sich in der Atmung. Bedrohlich wirkt sich die Luftverpestung in den Städten aus: die Atmung wird automatisch flach gehalten. Auch durch mangelnde Bewegung in frischer Luft gewöhnt man sich daran, nur oberflächlich Luft zu holen.

Eine derartige Fehlatmung beeinträchtigt auch die Zellatmung. Denn die Durchatmung des ganzen Leibes reguliert ein in sich zusammenhängender Luftorganismus, der bewegt und erregt wird durch die Art, wie wir atmen. Daher ist eine Befreiung und Anregung der Atmung durch seelische Hygiene, künstlerisches Tun, besonders Musik, Sprache, Eurythmie, heilsam für die unzureichende Zellatmung.

Die Atmung der Zellen wurde von O. Warburg erforscht, der dafür einen Nobelpreis erhielt. Es ist sein Verdienst, alle Einzelheiten der stofflichen Abläufe entdeckt zu haben. Danach wird mit Hilfe von Atemfermenten der mit dem Blut zustömende Sauerstoff verwertet, um den Zucker, welcher der Zelle ebenfalls ständig zugeführt wird, zu verbrennen. So kann die Energie für den Stoffwechsel in der Zelle gewonnen werden. Es ist von Bedeutung, daß die Zuckervorräte in der Zelle restlos bis zur auszuatmenden Kohlensäure verbrannt werden. Diese Art der Atmung nennt man wissenschaftlich auch aerob. So also atmet jede normale Zelle des Organismus.

Durch Ernährung können wir die Atemfermente stützen. Die Pflanze atmet im grünen Blatt und bildet dort Substanzen, die ähnliche Prozesse im menschlichen Organismus anregen können. Wir wählen also grüne Blattsalate. Besondere Maßnahmen beim biologisch-dynamischen Anbau, wie Spritzung mit einem Kieselpräparat, regen die dynamischen Prozesse im Blatt an. Das tut sich schon in einer besonderen Grüntönung der Blätter kund. Auch in anderen Pflanzenteilen, im Getreide und in der Wurzelknolle der Roten Bete (Rande) finden sich Substanzen, die der Zellatmung dienen. Insbesondere sind hier Eisen und Magnesium zu nennen.

Was hier auf stofflicher Ebene aufgezeigt wurde, ist der Ausdruck einer höheren Wirklichkeit. Das vorige Kapitel zeigte die Wärme als das Medium, durch welches das Ich-Wesen in die Leiblichkeit eingreift, einen Wärmeorganismus bildet und mit dessen Hilfe den Körper bis in die einzelnen Zellen hinein menschengemäß orientiert. Eine ähnliche Aufgabe erfüllt der Luftorganismus. Durch ihn verbindet sich die Seele des Menschen gewissermaßen atmend mit dem Leib.

Nun ist jedoch ein weiteres Lebensprinzip mit der Luft verbunden: Das Licht. Die Pflanze zeigt uns, daß ohne Licht keine Atmung, keine

Assimilation vollzogen werden kann. Der Aufbau der Stärke aus dem Kohlenstoff der Luft, die „Photosynthese“, geschieht durch Lichteinwirkung.

Wenden wir uns also dem Licht zu. Wenn wir von einem lichtvollen Alter sprechen, meinen wir freilich ein seelisches Licht, aber alles Seelische stützt sich ja auf eine leiblich-ätherische Entsprechung. Diese wollen wir zunächst betrachten.

Der Physiker sieht im Licht eine Wellenbewegung oder eine Schwingung feinster Teilchen. In dieser Form ergreift das Licht den stofflichen Bereich. Aber erfassen wir damit sein Wesen? Ist es möglich, mit dieser Theorie die Wirklichkeit des Lichtes als Lebensquell zu erklären?

Das Licht strömt unmittelbar aus dem Leben. Ja, es ist das Leben selbst. Ohne Licht keine lebende, grünende Pflanze; ohne Licht keine Ausgestaltung der Pflanzenform.

Das Licht wirkt aber nicht nur von außen, es zieht in das von ihm geschaffene lebendige Gebilde ein. In der Tat: Pflanzen enthalten Licht, aber in verwandelter Form, als ätherische Bildekraft eingegliedert in ihre Lebensstruktur.

Das mit der Nahrungspflanze aufgenommene Licht muß weiter verwandelt werden, denn es trägt ja als Bildekraft die Form- und Bewegungsprinzipien der entsprechenden Pflanze mit sich, die immer etwas Fremdes darstellen für einen individuell geprägten menschlichen Organismus. In diesem also muß ein Lichtstoffwechsel vollzogen werden mit Abbau des Vorgegebenen und Aufbau des spezifisch Menschlichen.

In der Pflanze dient das Licht nur dem Leben, wirkt als Teil des Lebens —, des ätherischen Prinzips. Die menschlichen und tierischen Organismen sind darüber hinaus von einem Seelenwesen geprägt, dem Astralleib. Auch dieser webt im Licht, aber in einem Licht seelisch-geistiger Art. Dadurch stehen Mensch und Tier auf einer höheren Stufe als die Pflanze; denn in diesem geistigen Lichtprozeß baut der Astralleib das Nervensystem auf und in ihm wird dann — auf einer noch höheren Stufe beim Menschen — Entfaltung von Bewußtsein möglich. Das Licht, das aus den Nahrungspflanzen bei der Verdauung frei wird, aktiviert diese Tätigkeit des Astralleibes. In diesem Sinn führt Rudolf Steiner in einem Vortrag aus[20]: „Das Sonnenlicht und der menschliche astralische Leib sind in gewisser Weise zwei entgegengesetzte Dinge. Für den, der mit hellseherischem Bewußtsein des Menschen astralischen

Leib kennenlernt, für den ist der astralische Leib ein inneres Licht, das geistiger Art ist, für das äußere Auge unsichtbar. Ein geistiger Lichtleib ist dieser astralische Leib ... Nehmen wir jetzt das Verhältnis des Menschen zur Pflanze, wenn es so real wird, daß der Mensch seine Nahrungsstoffe aus der Pflanze aufnimmt. Er bildet in sich selber für den ganzen Weltprozeß eine Fortsetzung der Pflanze. Was durch das Sonnenlicht aufgebaut wird, das zerstört der astralische Leib zwar immer wieder, aber er gliedert dadurch dem Menschen das Nervensystem ein und erhebt dadurch das Leben zu einem bewußten ... Diesem Prozeß des Aufbauens des Pflanzenorganismus liegt ein Geistiges zugrunde, denn die Geisteswissenschaft zeigt uns immer mehr, wie das, was uns als Licht erscheint, auch nur der äußere Ausdruck eines Geistigen ist ... Das Geistige des Lichtes arbeitet in uns innerlich am Aufbau unseres Nervensystems. So wunderbar wirken zusammen das pflanzliche und das menschliche Leben."

Der Lichtstoffwechsel durchwirkt außer dem Nervensystem noch andere Organbereiche. Jede Neubildung ist als Vermehrung von Zellen mit einer Art Strahlung verbunden, wie im Institut Gurwitsch nachgewiesen wurde[21].

Die Wirkung des Lichts auf den menschlichen Organismus wurde mit naturwissenschaftlicher Methode untersucht. Dabei wurde neben einem optischen, das heißt sichtbaren Anteil des Lichtes, eine sogenannte „energetische" Komponente unterschieden. Es wurde erfahren, daß durch Lichteinfall zahlreiche Lebensvorgänge angeregt werden, wie der Wasserhaushalt, der Eiweiß-, Fett- und Zuckerstoffwechsel, die Blutbildung und Blutzellen, der Kreislauf, die Schilddrüsen- und Nebennierenrindenfunktion, sowie der Sexualzyklus und seine sekundären Merkmale[22]. Darüber hinaus ist der Einfluß des Lichtes auf das menschliche Seelenleben allgemein bekannt.

All diese Vorgänge werden von einem höheren Prinzip gelenkt, das von Rudolf Steiner als Lichtleiblichkeit[23] bezeichnet wurde. Wir können auch analog unseren Betrachtungen über Wärme und Luft von einem „Lichtorganismus" sprechen, dessen Natur vom Menschen erlebbar ist, wenn er alle äußere Sehkraft ausschaltet. In einzigartiger Weise hat diese Fähigkeit Jacques Lusseyran erlangt. Er schildert in seinem Buch „Das wiedergefundene Licht"[24], wie er sich, nach seiner Erblindung als Knabe, mit Hilfe eines inneren Lichterlebens sicher in der Welt orientieren konnte. Er war sogar in der Lage wahrzunehmen, mit welcher Gesinnung ihm ein Mensch gegenübetrat. Das innere Licht verlieh ihm aber nur Sicherheit, wenn er Vertrauen und gute Gedanken pflegte, während es sich bei Angst, Unruhe und Mißmut in ihm verdunkelte.

Was von J. Lusseyran exakt beschrieben wird, läßt sich wenigstens in Andeutungen von jedem Menschen erleben. Wir alle können die Erfahrung machen, daß es in unserer Seele hell oder dunkel sein kann. Wir sprechen von Gedankenlicht und sagen: das leuchtet mir ein, das ist mir klar. Auch Herzenshelligkeit ist erlebbar. So begegnen wir im Seelenraum ständig der Wirklichkeit des Lichtes.

Es gibt noch eine höhere Seinsform des Lichtes: die religiöse Offenbarung. Der Apostel Paulus wurde vor Damaskus von einer Lichterscheinung überwältigt. Engel sind von einer Lichtglorie umgeben. Von dem Engel am Grabe des Auferstandenen heißt es: Er war bekleidet mit einem hell leuchtenden Gewand. Der Christus sprach von sich: „Ich bin das Licht der Welt, wer mit nachfolgt, der wird nicht wandeln in Finsternis, sondern das Licht des Lebens haben."

Auch die christliche Weihnacht ist ein Lichtfest, Erfüllung des alten Julfestes, Erlebnis eines inneren Lichtes in dunkelster Nacht.

In den Wochensprüchen des „Seelenkalenders" von Rudolf Steiner kann die Seele den Jahreslauf in seinen Wandlungen innerlich mitempfinden. Auch hier ein Lichterleben. Als Beispiel sollen zwei Sprüche aus dem Seelenkalender dienen. Im ersten wird darauf gedeutet, wie nach der Johannizeit das äußere Licht zu einem inneren Seelenlicht wird. Im zweiten lebt die Stimmung der „Welten-Winter-Nacht". In sie kann der Mensch das verwandelte Licht als Geisteslicht hineintragen.

Das Licht aus Weltenweiten,
Im Innern lebt es kräftig fort;
Es wird zum Seelenlichte
Und leuchtet in die Geistestiefen,
Um Früchte zu entbinden,
Die Menschenselbst aus Weltenselbst
Im Zeitenlaufe reifen lassen.

Zu tragen Geisteslicht in Weltenwinternacht
Erstrebe selig meines Herzens Trieb,
Daß leuchtend Seelenkeime
In Weltengründen wurzeln,
Und Gotteswort im Sinnesdunkel
Verklärend alles Sein durchtönt.

Die verschiedenen Erscheinungsformen des Lichts sind nicht voneinander zu trennen. Aus den Sonnenstrahlen, die unsere Welt farbenfroh erhellen, ist das grüne Lebenskleid unserer Erde gewoben. Das Licht unserer Nahrung gibt die Grundlage dafür, daß wir in unserem Leib als geistig-seelische Wesen dasein und uns im Erdenleben lichtvoll entfalten können. Freilich kann es durch eine Nahrung von hoher Lichtqualität in unserem Geist und in unserer Seele noch nicht hell werden. Dazu brauchen wir geistig-seelische Aktivität. Aber mehr und mehr ist es in unserer Zeit nötig, daß durch vollwertige Nahrung eine entsprechende leibliche Grundlage geschaffen wird. Und gerade der alternde Mensch kann diese Stütze nicht entbehren.

Der Flüssigkeitshaushalt des alternden Organismus

Jedes Organ ist von Flüssigkeit durchwirkt, selbst das festeste — der Zahn — enthält noch Wasser. Es werden folgende Werte für den Wassergehalt angegeben: Zahnschmelz 2,7 %, Skelett 44 %, Muskeln 79 %, Gehirn 90 %.

Der Flüssigkeitshaushalt des Menschen reduziert sich mit zunehmendem Alter. Die Gewebe trocknen aus, es lagern sich Schlacken ab. Das führt zum Schwinden der Kräfte des Lebendigen.

Wasser ist überall da, wo sich Leben entfaltet. Ja, Wasser ist Urquell allen Lebens. Davon kündet schon der frühgriechische Naturphilosoph Thales. Für ihn war das Wasser das schöpferische Urprinzip, aus dem alle Dinge hervorgegangen sind. Nach seiner Philosophie war alles Geschaffene am Anfang der Erdenentwicklung in einer Flüssigkeit gelöst und hat sich aus ihr heraus verdichtet. Das geschieht bei jedem Werdeprozeß auch in der Jetztzeit immer wieder neu. Im 2. Teil des „Faust" läßt Goethe den Thales erstehen mit den Worten:

„Alles ist aus dem Wasser entsprungen
Alles wird von dem Wasser erhalten
Ozean gönn' uns dein ewiges Walten . . .
du bist's, der das frischeste Leben erhält."

Der Name Ozean stammt aus der griechischen Mythologie; Okeanos war der Gott des Wassers. Er verband Himmel und Erde, wobei er der Erde Fruchtbarkeit schenkte und sich dabei vielen Verwandlungen hingab. So beschreibt Goethe das Element des Okeanos:

Vom Himmel kommt es
Zum Himmel steigt es
Und wieder nieder
Zur Erde muß es,
Ewig wechselnd.

Ein Sohn des Okeanos ist Proteus, den wir bei Goethe in der „Klassischen Walpurgisnacht“ kennenlernen in seinem Streben, sich in immer neue Gestaltungen zu verwandeln. Der Name Proteus erinnert uns heutzutage an Protein, die Bezeichnung für Eiweiß. Dieses ist ja die Ursubstanz, die sich von den Bildekräften des Lebendigen ergreifen und zu vielfältigen Formen gestalten läßt. Rudolf Steiner weist darauf hin, daß in fernen Urzeiten die Erde von einer flüssigen „Ureiweißatmosphäre“ umhüllt war, aus der heraus sich später alle Bildungen verdichtet haben. Auch heute noch ist das Eiweiß immer an das Wasser als dem Lebenselement gebunden.

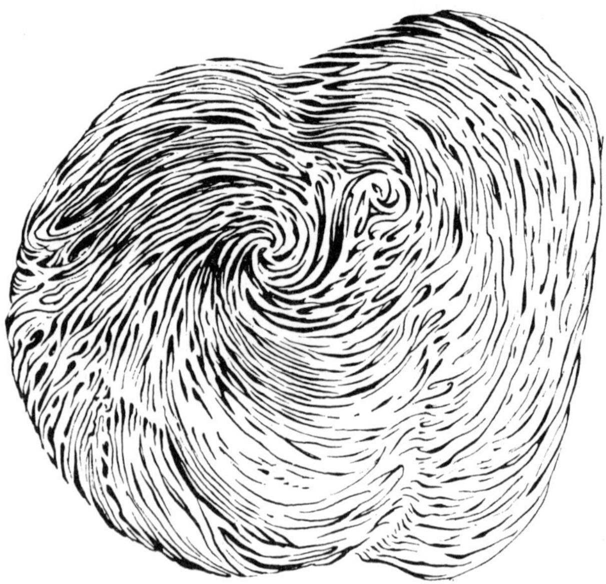

Spiraliger Faserverlauf an der Herzspitze

Im Wasser sind organische Formen schon urbildhaft veranlagt. Theodor Schwenk zeigt, wie in bestimmten Bewegungen des Wassers Strukturen sichtbar werden, die unmittelbar zu den organischen Bildungen bei Pflanze, Tier und Mensch überleiten[9]. Denn „das Ruhende geht aus dem Bewegten hervor.“ In diesem Sinn ist auch ein Fragment von Novalis zu verstehen: „Daß unser Körper ein gebildeter Fluß ist, ist wohl nicht zu bezweifeln.“

Und wiederum denken wir an Goethe:

„Und wird das Wasser sich entfalten,
sogleich wird sich's
lebendig gestalten.“ (Sprüche in Versen)

Das Wasser ist im menschlichen Organismus in ständigem Fluß. Wir haben nicht die Möglichkeit, seine Bewegungen wahrzunehmen und die dabei auftretenden Formen — wie Theodor Schwenk bei seinen Versuchen — festzuhalten und anzuschauen, aber wir dürfen annehmen, daß die organischen Gebilde, die auf den Abbildungen so eindrucksvoll zu uns sprechen, auch in uns in manigfachen Variationen entstehen und sich wieder auflösen. Dadurch drückt sich die gestaltende Kraft aus, die im Wasser lebt.

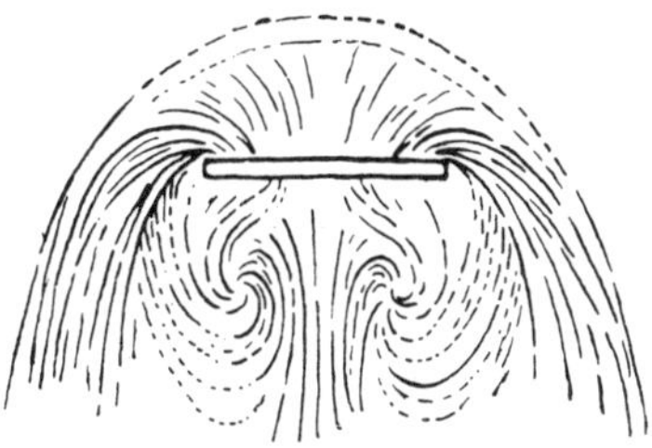

Stromlinien, die das Wasser in das Strombett hinter einer quergestellten Platte eingezeichnet hat

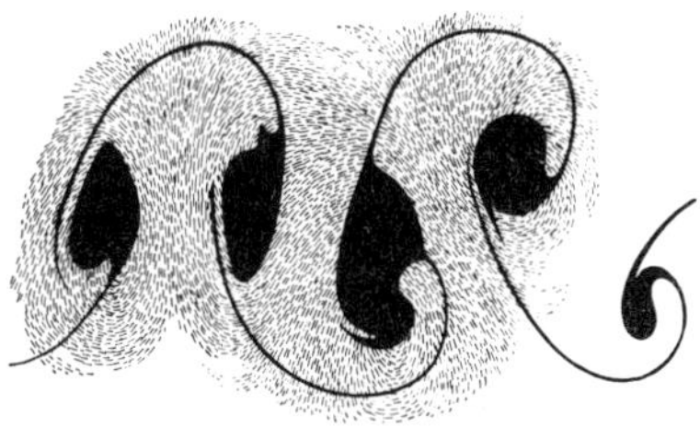

Stromlinien einer Wirbelstraße

Der Flüssigkeitsorganismus ist jedoch nicht nur im Herz-Kreislaufsystem in pulsierender Bewegung. Das gesamte Wasser in den Geweben sowie in Muskulatur und Gehirn bewegt sich in rhythmischem Strom. Da herrscht niemals Ruhe und Stagnation. Selbst das Wasser, das in den Zellen gebunden ist, lebt in ständigem Austausch mit der Umgebung. Gerhard Schmidt bringt in diesem Zusammenhang ein Zitat, in dem ein Vertreter der modernen Wissenschaft von einer „geradezu unglaublichen Intensität des Austausches“ spricht[25]: „In jeder Sekunde“, so heißt es dort, „durchdringen in der einen oder anderen Richtung Milliarden von Wassermolekülen und gelösten Substanzen die Wände der Kapillaren sowie der Membrane, die jede unserer Zellen umgeben.“

Durch diesen Austausch bleibt die Konzentration der Mineralien in der Gewebsflüssigkeit immer konstant. Man spricht von einem „inneren Milieu“. Zum Beispiel beträgt der Kaliumgehalt 200 mg in einem Liter Flüssigkeit. Das wird unter allen Umständen eingehalten. Schon kleinste Schwankungen könnten zu lebensbedrohlichen Zuständen mit Funktionsstörungen der Herzmuskulatur führen.

Diese Regulation geschieht dadurch, daß die Zellen mehr Kalium enthalten als das sie umgebende Milieu; sie können dorthin mehr oder weniger Kalium abgeben. Der Bedarf richtet sich in erster Linie nach der Nahrungszufuhr. Da der Kaliumgehalt unserer Kost stark schwankt, ist hier ein überaus sensibles Wechselspiel vonnöten. Wie dieses vom Organismus geleistet werden kann, ist für die Wissenschaft ein Rätsel. Wir können es nur lösen, wenn wir den Begriff des Ätherleibes in uns lebendig machen und entsprechende Beobachtungen mit ihm verbinden.

Was beim Kalium so deutlich erscheint, gilt gleichfalls für andere Elemente wie Natrium, Kalzium, Magnesium, Phosphor, Schwefel und Eisen. Auch sie lösen und wandeln sich im bewegten Wasser als dem Medium, in dem sie ihre Aufgaben im Organismus erfüllen können.

Einen bedeutenden Einfluß auf den Wasserhaushalt haben Kalium und Natrium. Sie gehören zusammen und ergänzen sich. In gewisser Weise sind sie Gegenspieler; denn Kalium ist das bestimmende Element für den Wasseraustausch im Innern der Zelle; Natrium wirkt im Zwischengewebe. Während Kalium im Pflanzenreich vorherrscht, hat Natrium eine stärkere Verwandtschaft zum Tierreich. So vertragen Pflanzen eine Salzlösung schlecht, während Tiere, wie beispielsweise Kühe und Schafe, gerne Salz lecken. Das gilt aber nur für die Pflanzenfresser, die wenig Kochsalz zu sich nehmen. Auch im Menschen wirkt das Animalische; wir nannten es den Astralleib. Ihm gibt das Natrium die Möglichkeit, in den vom Ätherleib beherrschten Flüssigkeitsorganismus einzugreifen. Hierbei tritt es in Verbindung zum Kalium, das mehr dem Weben der ätherischen Bildekräfte verbunden ist.

Für die Gesundheit des Menschen ist es von größter Bedeutung, daß das Verhältnis von Kalium zu Natrium nicht gestört ist. Dem hat auch die Nahrungswahl Rechnung zu tragen. Eine bestimmte Menge Kalium in der Kost verlangt stets das entsprechende Quantum Kochsalz und umgekehrt. Wie steht es da mit unserer gebräuchlichen Normalkost?

Sind die Quanten ausgewogen? Bei weitem nicht! Mit Besorgnis wird in einem Untersuchungsergebnis von maßgeblichen Stellen darauf hingewiesen, daß das Kochsalz überwiegt. Zur Aufrechterhaltung des Gleichgewichtes zum Kalium wird eine tägliche Kochsalzzufuhr von 5—7,5 g empfohlen. Die tatsächliche Zufuhr beträgt jedoch — im Durchschnitt — das Doppelte dieser Menge; 10—15 g. Die Folge dieses zu hohen Verbrauchs sind ernst zu nehmen: Blutdruckerhöhungen und Störungen im Wasserhaushalt.

Der Bericht betont, daß der Salzkonsum vor allem durch die Lebensmittelindustrie mit Konserven und vorgefertigten Produkten wie Räucherwaren gesteigert wird. Zum anderen sind beim unsachgemäßen Kochen, wie Wegschütten des Kochwassers bei der Zubereitung von Gemüse und Obst, oft Verluste an Kalium zu beklagen. Dadurch fällt der hohe Kochsalzkonsum noch mehr ins Gewicht.

Welche Folgerungen sind für die Ernährung des älteren Menschen aus den gewonnen Einsichten in den Flüssigkeitsorganismus zu ziehen? Die Austrocknung der Gewebe legt es nahe zu raten: Viel trinken! Der Ansporn, mehr Flüssigkeit aufzunehmen, ist in vielen Fällen berechtigt, da der ältere Mensch oft das Durstgefühl nicht wahrnimmt und dann vergißt zu trinken. Das kann die Ausscheidung von Stoffwechselschlakken erschweren und zur Austrocknung in den Geweben und zur Verdickung des Blutes führen. Andererseits besteht aber auch die Gefahr, daß durch zu reichliches Trinken Herz- und Kreislauf belastet werden. Auch wissen wir nicht, ob die zugeführte Flüssigkeitsmenge in den Zusammenhang des Ätherleibes aufgenommen werden kann, um als lebendiges Gewebswasser zu dienen, oder ob sie den Organismus als totes Wasser sogleich wieder verläßt — sei es in Form von Schweißabsonderung oder über die Nieren. Daher raten wir, lieber kleinere Mengen zu trinken als auf einmal zu viel.

Aber nicht nur die Menge ist von Interesse, sondern vor allem die Qualität des Getränkes. Ist es „lebendig“ und damit in der Lage, den Flüssigkeitsorganismus des Menschen in Regsamkeit zu bringen, wird das Zwischenzellengewebe durchflutet und der Stoffaustausch zwischen Blut und Organzellen angeregt. Wegen des Mineralgehaltes sind Getreideabkochungen mit Fruchtsäften zu empfehlen. Gut wird auch Leinsaatabsud vertragen. Näheres im Rezeptteil unter „Getränke“.

Das Empfinden von Durst wird von der Leber gesteuert. Man sagt ja im Volksmund: „Der hat aber eine durstige Leber!" Wollen wir also einen gesunden Instinkt für den Flüssigkeitsbedarf wecken, wählen wir eine Kost, die der Leber wohl tut. Dazu gehört auch, nichts Kaltes zu trinken, denn das kränkt die Leber.

Unter den Getreiden hat der Reis die günstigste Wirkung auf den Wasserhaushalt. Mit einigen Reistagen läßt sich ein träger Flüssigkeitsorganismus wieder in Gang bringen. Unlebendiges, stagnierendes Wasser wird ausgeschwemmt. In solchen Fällen ist die Kochsalzzufuhr zu reduzieren. Wegen ihrer Armut an Kalium verlangen die Reisgerichte weniger Salz als die kaliumreiche Kartoffel.

Wieviel Eiweiß braucht der ältere Mensch?

Die heutige wissenschaftliche Lehrmeinung neigt dazu, dem älteren Menschen hohe Eiweißgaben zu empfehlen. Man meint, daß Eiweiß eine stimulierende Wirkung habe, das heißt allgemein anregt und die Leistungsfähigkeit steigert. Der Altvater der Gerontologie, Max Bürger aus Leipzig, nennt in diesem Sinne das Eiweiß „Coffein des Alters". — Worauf beruht dieser Effekt? Ralph Bircher weist darauf hin[26], daß die Reizwirkung der hohen Eiweißzufuhr von der Harnsäure ausgeht, die sich im menschlichen Organismus als Abbauprodukt aus dem Eiweiß bildet. Sie gilt als starkes Erregungsmittel für das vegetative Nervensystem. Wir können in diesem System zwei polar wirkende Prinzipien unterscheiden, die einander die Waage halten, um je nach Anforderung in Aktion zu treten. Der eine Pol, das „ergotrope" Nervensystem, schafft Spannung. Es ist bei der Streßsituation, in der so viele Menschen heute leben, dauernd in Erregung. Das führt zu einer Art Sucht nach Reizmitteln. Den anderen, ausgleichenden Pol nennt man das „trophotrope" Nervensystem. Es regeneriert und bewirkt Stoffwechselökonomie. Dauerreizung des ergotropen Nervensystems holt Reserven aus dem Organismus heraus. Das trophotrope System baut dagegen vom Grund her auf. Harnsäure reizt das ergotrophe System.

Durch Gewöhnung an ständige Reize durch Eiweiß kann sich der Organismus auf einen vermehrten Eiweißverbrauch einstellen und die Fähigkeit einer sparsamen Eiweißverwertung verlieren. Vor einem hohen Verbrauch an Eiweiß wird daher von verschiedenen Seiten gewarnt. Der Präsident der eidgenössischen Kriegsernährungkommission, A. Fleisch, schreibt in seinem Werk „Ernährungsprobleme in Mangelzeiten"[27]: „Die stimulierenden Eigenschaften des Eiweißes und speziell des Fleischeiweißes verleiten zu einer Überbewertung und einem Überkonsum, die ernährungsphysiologisch nicht zu rechtfertigen sind, weil sie zu einer Luxusverbrennung führen. Der Fleischnahrung muß über die Reizwirkung des Eiweißüberschusses der Extractivstoffe hinaus noch irgendeine andere, besonders stimulierende Reizwirkung innewohnen." Diese andere Reizwirkung geht, wie bereits erwähnt, von der Harnsäure aus. Wir möchten uns daher der Meinung des erfahrenen Ernährungsfachmannes Bircher-Benner anschließen: „Jeder Überschuß an Nährstoffen und Kalorien und besonders jeder Überschuß an Eiweiß gereicht dem Menschen nicht zum Vorteil, sondern zum Nachteil seiner Gesundheit." [26]

Die eingangs erwähnte weit verbreitete „Vieleiweiß-Mentalität" bringt keinen wirklichen Vorteil, da sie nur eine Reizwirkung setzt und keinen echten Kraftzuwachs bewirkt. Zudem häufen sich bei hoher Eiweißzufuhr Abfallstoffe, eine Hauptursache der Alterungsprozesse. Das sieht auch ein Ernährungsforscher wie H. Anemüller. der zwar für eine hohe Eiweißzufuhr eintritt, aber dann im gleichen Aufsatz [28] schreibt: „Bei relativ proteinreicher Ernährung im Alter, die realisiert werden soll, ist ausreichende Flüsigkeitszufuhr besonders wichtig, damit zur Elimination exkretionspflichtiger Endprodukte des Eiweißstoffwechsels genug Wasser zur Verfügung steht." Es fragt sich nur, ob das schwierige Problem der Ausscheidung der Endprodukte des Eiweißstoffwechsels durch eine so einfache Maßnahme wie erhöhte Flüssigkeitszufuhr gelöst werden kann.

Nun konkret zur Grundfrage: Wieviel Gramm Eiweiß sind es, die der Mensch von seiner Lebensmitte ab braucht, um gesund und leistungfähig zu bleiben, wie groß ist der Tagesbedarf? Von der Beantwortung dieser Frage hängt vieles ab; denn das Eiweiß ist als Lebensträger einer der unentbehrlichen Nahrungsstoffe, ohne den eine physische Existenz unmöglich ist. Zum anderen kann aber ein Zuviel schlecht verarbeitet werden und dadurch bedrohliche Alterskrankheiten verursachen.

Fragen wir zunächst die Wissenschaft ganz allgemein nach dem Eiweißbedarf, so treten uns die widersprechendsten Ansichten entgegen. A. Fleisch schreibt darüber „Wohl keine Zahl in der Ernährungsphysiologie ist so unsicher und findet so extreme Verfechter wie die des Bedarfes des menschlichen Organismus an Eiweiß." Einige Daten [27]: Der russische Forscher Jakolew hat ca. 150 g als Minimalforderung aufgestellt, Kühnau gab als Optimum 200 g an, Konfranyi vom Max-Planck-Institut bewies, daß mit nur 25 g Stickstoffgleichgewicht volle

Leistungsfähigkeit erzielt werden kann. Voraussetzung war allerdings eine optimale Zusammensetzung und Kombination der einzelnen Anteile[29]. Darüber hinaus ermittelten Domen und Hipsley, daß eine Bevölkerung im Hochland von Neuguinea sogar mit 15—20 g Eiweiß, und zwar rein pflanzlichem, auskommt und dabei angestrengt arbeitet. Die Menschen sind dort nicht nur hervorragend gesund, sondern entwickeln auch einen prächtigen athletischen Körperbau. Diese Werte lassen sich nicht auf europäische Verhältnisse übertragen. Nur wenige Menschen kämen bei uns mit dieser geringen Menge aus. Ralph Bircher versucht eine Erklärung des Befundes von Neuguinea. Er schreibt, daß „die Möglichkeit besteht, daß der Körper außer dem Nahrungseiweiß auch noch durch Synthese hochwertige Eiweiße aus Luftstickstoff gewinnt.“ Seine Annahme kommt der Wirklichkeit sehr nahe, die hier als Ernährung aus dem kosmischen Umkreis beschrieben wurde. In einem Vortrag[30] weist Rudolf Steiner auf die großen Widersprüche in der wissenschaftlichen Meinung über den Eiweißbedarf hin und empfiehlt 20—50 g. In dieser verhältnismäßig großen Spanne kommt zum Ausdruck, daß es individuell verschieden ist, wie die Menschen das Nahrungseiweiß auszuwerten vermögen. Es läßt sich somit keine Norm angeben. Nur betont Rudolf Steiner auch die Bedeutung des Optimums. Er warnt davor, die Grenze von 50 g zu überschreiten, da ein Zuviel Fäulnis im Organismus verursache. Das führe zur Arteriosklerose: „Die Arterienverkalkung kommt meist von zu viel genossenem Eiweiß“. Ferner sei die Anfälligkeit gegenüber Infektionskrankheiten erhöht.

Abschließend zu dem Thema Eiweißbedarf die Entscheidung eines internationalen Ausschusses von Wissenschaftlern, der von der Welternährungsorganisation (FAO) und der Weltgesundheitsorganisation (WHO) eingesetzt wurde: Er hat vor einigen Jahren die früheren Daten, die von dem gleichen Gremium erarbeitet waren, überprüft und neue Werte errechnet. Dabei wurde die Zahl für den Minimalbedarf erheblich reduziert, nämlich von 61 g pro Kopf und Tag auf 38 g, also um mehr als ein Drittel[31].

Die Tatsache, daß die bisherige Beurteilung des Eiweißbedarfs offensichtlich falsch war, macht die Fragwürdigkeit der „exakten“ naturwissenschaftlichen Methodik deutlich.

Die angegebenen Werte beziehen sich nicht auf eine bestimmte Lebensstufe. Wie verhält es sich nun im Alter? Steigt dann der Bedarf? Viele Wissenschaftler bejahen dies. Andere verfechten die entgegengesetzte Meinung und weisen darauf hin, daß man dem älteren Menschen nur soviel Eiweiß zumuten dürfe, als er zu verarbeiten vermag. Schon bei 70 g Tagesmenge (der heutige Durchschnittsverbrauch liegt viel höher) würden fast alle Aminosäuren überschüssig zugeführt. Sie würden dann zum Gift mit langfristigen Wirkungen.

Die Frage nach der Wertigkeit einer speziellen Eiweißart wird aus der Sicht der Naturwissenschaft mit dem Hinweis auf den Gehalt an Aminosäuren beantwortet. Man spricht von den Aminosäuren als den Bausteinen des Eiweißes. Das ist nur bedingt richtig: denn Aminosäuren entstehen bei der Analyse, also beim Abbau und sind in diesem Sinn Abbauprodukte. Bislang ist es dem Menschen auch mit raffiniertester Methodik nicht gelungen, aus Aminosäuren Eiweiß aufzubauen. Dazu gehören die Kräfte des Lebendigen, die der Mensch nicht zu beherrschen vermag. Sie bestimmen die Qualität des Eiweiß. Freilich kann das Auftreten bestimmter Aminosäuren beim Abbau der Eiweißsubstanz einen Hinweis auf die Qualität geben.

Die Zahl der Gesamt-Eiweißmenge in der Nahrung ist daher eine Abstraktion. Wir nehmen ja verschiedene Nahrungsmittel zu uns, die verschiedene Eiweißqualitäten enthalten. Und diese wirken, miteinander kombiniert, ganz unterschiedlich. Sie erhöhen sich in ihre Auswertbarkeit durch die menschliche Verdauung oder stören sich. Daher können die aufgeführten Zahlen der absoluten Eiweißwerte niemals befriedigen. Zum Beispiel ergab die Kombination von Getreide- und Gemüseeiweiß eine höhere Auswertbarkeit als die einzelnen Proteine für sich allein. Dasselbe gilt für Milch- und Getreideeiweiß. Die Eiweißarten von Getreide und Hühnerei passen indessen weniger gut zusammen.

Die Frage nach der Eiweißqualität berührt die Frage nach dem Leben überhaupt. Besonders für den alten Menschen ist ja weniger die Menge, sondern die Dynamik des Lebendigen entscheidend, die durch ein Eiweiß wirkt. Denn sie regt den Eiweißstoffwechsel an, so daß die Bildung von Schlacken und toxischen Endprodukten verhindert wird. Da diese Dynamik auch von der Anbauweise bestimmt ist, sollte gerade der alte Mensch naturgemäße Erzeugnisse, am besten von Demeterqualität bevorzugen. Darüber hinaus: Das lebendigste Eiweiß finden wir in den Feldfrüchten, also im Getreide. Aber wiederum ist auf die Anbauweise zu achten. Rudolf Steiner sagt in einem Vortrag vor Arbeitern am 2. August 1924: „Wenn man mineralischen Dünger verwendet, leiden die Pflanzen, unsere Feldfrüchte, an einem Eiweißmangel. Und dieser wird immer größer und größer werden, wenn die Leute nicht wiederum zu ordentlichem Düngen kommen." Ein leicht verdauliches und vom Organismus gut verwertbares Eiweiß ist ferner das Milcheiweiß, das wir vorwiegend in Form von Sauermilchprodukten empfehlen.

Wohin führt ein gestörter, überlasteter Eiweißstoffwechsel? Was löst ein Zuviel an Eiweiß aus? Die Vergiftung des Organismus durch nicht gänzlich abgebaute Endprodukte wurde schon erwähnt, auch Rudolf Steiners Bemerkung, in ihr liege die Ursache für die Arteriosklerose. Diese Einsicht ist mit moderner naturwissenschaftlicher Methodik bestätigt worden. Der Frankfurter Ordinarius für Pathologie Ph. Schwarz stellte als Vorstufe jeder Ablagerungsform ein wächsern-spekkiges Eiweißfettgemisch fest, das er Amyloid nannte[32]. Er bezeichnete es als die wichtigste und vielleicht entscheidende Ursache des krankhaften Altersniederganges. In ihr müßte der Schlüssel zur Verhütung und Heilung der bisher in ihrer Ursache ungeklärten Altersleiden gesucht werden. Beim Amyloid handelt es sich ausschließlich um entartete Eiweißabbauprodukte, die nur aus überschüssig aufgenommenem oder qualitativ minderem Nahrungseiweiß stammen können.

Die Störung des Eiweißstoffwechsels mit der Amyloidbildung wirkt sich noch verheerender aus bei überhöhter Cholesterinzufuhr und gestörtem Fettumsatz.

Zum Abschluß dieser Betrachtungen noch ein Blick auf die Bedeutung der Eiweißzufuhr für die geistig-seelische Entwicklung des älteren Menschen. Wir hatten im 2. Kapitel gesehen: Bewußtsein gründet sich auf einen Abbauprozeß, eine Rückdrängung des Lebendigen. So treten miteinander zwei polare Entsprechungen in Wechselwirkung: die Bewußtseinsentfaltung im Gehirn und Sinnes-Nervenbereich einerseits und dem gegenüber die regenerierende, aufbauende Funktion im Stoffwechselsystem. Beides muß aufeinander gestimmt sein, kein Teil darf überwiegen.

Da das Eiweiß Träger der Lebensprozesse ist, wirkt es den Abbauprozessen entgegen durch das Vitalprinzip des Stoffwechsels. Es dürfen dem Körper weder zu viel noch zu wenig Eiweißstoffe zugeführt werden, um das rechte Gleichgewicht zu halten. Bei Unterschreiten des Minimums überwiegt der Abbau, bei einer erhöhten Aufnahme von Eiweiß wird der Raum, der für die Bewußtseinsbildung frei bleiben sollte, von ätherischen Bildekräften eingeengt. Was im Stoffwechsel als Eiweißkraft auftritt, wirkt dann nach dem Geistigen hin so stark, daß es von dem Ich-Wesen des Menschen nicht bewältigt werden kann. Das Denken wird unselbständig. Es kann durchaus intelligent sein, aber es mangelt ihm an ursprünglicher Schöpfungskraft. Das hatte Pythagoras im Sinn, wenn er seinen Schülern die Lehre gab: Enthaltet euch der Bohnen! Denn in den Bohnen findet sich stark wirkendes Eiweiß.

Der ältere Mensch, der ein schöpferisches Denken pflegen möchte, wird daher bestrebt sein, das rechte Maß an Eiweiß zu sich zu nehmen. Er wird bedenken, daß das Minimum nahe beim Optimum liegt.

Wieviel er praktisch zu sich nehmen kann, weiß er meist nicht. Wie kann man das herausfinden? Entscheidend ist dabei die Qualität und der individuelle Bedarf, der von vielen Faktoren abhängt: von der Konstitution, der Lebenssituation, der Art und Weise wie der Mensch ißt, der Möglichkeit, aus dem kosmischen Umkreis aufzunehmen. Die Zahlen bewegen sich zwischen 40—60 g im Durchschnitt.

Ein leicht verdauliches und vom Organismus gut verwertbares Eiweiß ist das Milcheiweiß, das wir vorwiegend in Form von Sauermilchprodukten empfehlen.

Damit der Leser sich eine Vorstellung machen kann, was die Zahlen in der Ernährungspraxis bedeuten, einige Daten:

In 100 g des Produktes sind an Eiweiß jeweils enthalten (die Werte schwanken in den verschiedenen Analysen):

Getreidekörner	10—12 g
Brot	8—9 g
Haselnüsse	14 g
Karotten	1 g
frische Erbsen	6 g
Magerquark	17 g
Gervaiskäse	13 g
Kuhmilch	3,5 g[33].

Wie später auszuführen sein wird, wirkt der quellenden, vitalisierenden Macht des Eiweiß die Strahlkraft des Eisens entgegen (s. S. 82). Nicht nur im Blut, in jeder Körperzelle finden wir Eiweiß an Eisen gekoppelt. Eine Art von Eiweiß-Eisen-Gerüst durchzieht den ganzen Organismus und reguliert zwischen dumpfen Lebenskräften und bewußtseinserhaltenden Mineralisierungsprozessen.

Die Problematik der Fetternährung von der Lebensmitte bis ins Alter

Gleich dem Eiweiß ist auch dem Fett in der Ernährung des älteren Menschen erhöhte Aufmerksamkeit zu widmen. Denn im Alter ist das Bedürfnis nach Wärme groß, und diese wird ja in erster Linie durch Fett vermittelt. Zum anderen kann der Organismus größere Mengen von Fett nicht mehr restlos verarbeiten. Daher sind Störungen des Fettstoffwechsels mit Erhöhung der Blutfettwerte und des Cholesterins im Blutserum während der zweiten Lebenshälfte nicht selten. Sie können verbunden sein mit Alterskrankheiten wie Arteriosklerose, Diabetes und Gicht.

Auf zweierlei Weise tritt das Fett im Organismus auf: Entweder als Depotfett oder als Zellfett. In erstgenannter Form wird es, wie der Name sagt, für Mangelzeiten deponiert und hat eine Aufgabe zu erfüllen als Polster oder, soweit es nicht im Übermaß erscheint, als Verschönerung der Leibesform durch „kosmische Rundungen". Als Zellfett dient es der Bildung von Wärme. Dabei muß es sogleich restlos verbrannt werden und darf sich nicht in irgendeiner stofflichen Form im Blut absetzen. Die erwähnten Fettwerte im Blut deuten auf eine Störung. Besonders disponiert für einen Niederschlag von Fett sind die Gefäßwände. Es wurde im vorigen Kapitel bereits auf das „Amyloid" gedeutet als Folge einer Störung des Eiweißstoffwechsels und Ursache der gefürchteten Alterskrankheit Sklerose. Dieses Amyloid enthällt auch Fette. Man spricht von „Lipoproteinen". Auch ist als Vorläufer der Arteriosklerose die Atheromatose bekannt, bei der Fettbeläge an den Wänden der Blutgefäße auftreten. Demnach ist anzunehmen, daß nicht nur eine Störung des Eiweiß-, sondern auch des Fettstoffwechsels bei der Entstehung der Sklerose beteiligt ist.

Aber noch ein „Sünder" muß in diesem Zusammenhang zitiert werden: der weiße Zucker. Aus ihm können sich Fettkörper bilden. Jedermann weiß: Wer viel Zucker schleckt, setzt leicht Fett an. Und seine Blutfettwerte mit Cholesterin neigen zur Erhöhung.

Hingegen ist das Süße im organischen Verband, überhaupt das Kohlenhydrat schlechthin, für den Fettstoffwechsel notwendig. Vollwertige Getreideprodukte, Früchte und Gemüse sollten daher stets in ausreichender Menge in der Nahrung enthalten sein.

Fragen wir nun nach der Qualität der Fette; denn von ihr hängt ja die Aufnahme in den menschlichen Stoffwechsel ab, — eine wichtige Problematik im Alter. Doch ehe wir uns der üblichen Rangordnung der Fette zuwenden, die sich nach dem Gehalt an gesättigten und ungesättigten Fettsäuren richtet, soll uns interessieren, in welchem Organ der Pflanze das Fett gebildet wird. Wo ist der Quellort seiner allerersten Entstehung? Es ist anzunehmen, daß wir an dieser Stelle die reinste Qualität, die stärkste Dynamik des Fettes vorfinden. Hier erhalten wir aus der Geisteswissenschaft die überraschende Antwort: Die Fette bilden sich in den Blättern, dann werden sie in anderen Teilen der Pflanze, wie Samen, Früchten oder Keimen, substanziell angereichert. In der Tat lassen sich in den Blättern sehr hochwertige Fette nachweisen, wenn auch in geringer Menge. Der Fettprozeß ist auch sichtbar, beispielsweise an der Oberfläche von grünem Blattsalat als ein feiner Fettfilm.

Für die Ernährung des älteren Menschen ergibt sich daraus, regelmäßig das grüne Blatt — natürlich als Frischkost — zur Anregung des Fettstoffwechsels in den Speiseplan einzubeziehen. Es braucht nicht viel zu sein, etwas Kopf-, Feld- oder Endiviensalat, Brunnenkresse usw. Hier ist die Qualität von besonders großer Bedeutung. Das heißt der Anbau, aber auch die Zubereitung in der Küche. Die Blätter dürfen nicht schlaff hängen, sondern müssen eine innere Spannung, Formkraft und Frische aufweisen.

Nun reicht freilich die Impulsierung des Fettstoffwechsels allein nicht aus. Es ist notwendig, gleichzeitig noch Fett substanziell zuzuführen. Diesem Bedürfnis kommen wir dadurch entgegen, daß wir den Salat mit Öl oder Sahne anrichten.

Darüber hinaus fügen wir Fette in verschiedener Form dem Getreide, Gemüse, und den Saucen zu oder nehmen sie mit Milchprodukten in uns auf.

Unter welchen Gesichtspunkten treffen wir dabei unsere Wahl? Wie drückt sich Qualität aus? Auf welche Mengen werden wir uns beschränken? Unterscheiden wir die Fette zunächst einmal nach ihrem Schmelzpunkt. Hierbei tritt uns bereits deutlich ein qualitatives Merkmal entgegen. Denn je höher der Schmelzpunkt, desto fester das Fett und desto träger verhält es sich im Stoffwechsel. Ob ein Fett fest oder flüssig ist, entscheiden die Fettsäuren, die in den Fetten an Glyzerin gebunden sind. Die festen Fette enthalten sogenannte langkettige Fettsäuren, das heißt in ihrer Formel sind viele Kohlenstoffatome aneinandergereiht. Ein weiteres Unterscheidungsmerkmal ist der Sättigungsgrad der Fettsäuren. Flüssige Fette weisen kurze oder ungesättigte Ketten auf. Von dem Sättigungsgrad hängt es ab, in wieweit ein Fett zündend in den Stoffwechsel eingreift und Wärme erzeugt. Der Name deutet wiederum auf die chemische Struktur: Bei den sogenannten gesättigten Fetten sind alle Kohlenstoffatome mit Wasserstoff abgesättigt, bei den ungesättigten sind dagegen noch Bindungen frei. Daher sind sie immer auf dem Sprung, sich mit anderen Eelementen, wie dem Sauerstoff, zu vereinigen.

Der Gehalt der einzelnen Fette an diesen Fettsäuren schwankt. Reich an ungesättigten Säuren sind: Leinöl, Distelöl, Sonnenblumenöl und Maiskeimöl. Olivenöl nimmt eine harmonische Mittelstellung ein. Ebenso ist die Butter sehr ausgewogen. Palmöl und Kokosfett dagegen enthalten überwiegend gesättigte Fettsäuren und sind dadurch für den menschlichen Stoffwechsel belastend. Auch tierische Fette wie Hammel- oder Rindertalg sind aus dem gleichen Grund nicht zu empfehlen.

Nun dürfen wir allerdings nicht in den Fehler verfallen und für den älteren Menschen ausschließlich Fette mit ungesättigten Fettsäuren wählen, in der Vorstellung, wir müßten seinen Stoffwechsel kräftig anheizen. Der menschliche Fettstoffwechsel ist nämlich auf beide Arten von Fettsäuren eingestellt. Darum schadet jede Einseitigkeit, und wir werden von diesem Gesichtspunkt aus in manchen Fällen der Butter und dem Olivenöl den Vorzug geben, sowie auch dem Rapsöl, das sich diesen Werten annähert. Doch recht verstanden: Die stoffwechselaktiven Fette sind besonders für den älteren Menschen in vielen Fällen auch in reiner Form notwendig. Wir geben sie wie gesagt gerne zu Salaten und Getreidegerichten. Doch sollten wir sie niemals zu stark erhitzen, denn das vertragen sie nicht. Wenn wir einmal Gemüse vorsichtig in Fett andünsten, nehmen wir am besten Butter, Olivenöl oder Sonnenblumenöl, und damit die Temperatur nicht über 100 Grad steigt, fügen wir dem Öl etwas Wasser bei.

Um eine gute Qualität der Öle zu erhalten, sind einige Voraussetzungen zu erfüllen: Das Öl darf nicht zu lange gelagert sein. Dabei ist auf eine kühle Temperatur zu achten und Luft- oder Lichteinwirkung zu vermeiden. Besonders empfindlich ist das Leinöl, das rasch bitter und ranzig wird — ein Zeichen für seine starke Stoffwechselaktivität. Ferner ist die Art des Anbaus der Ölfrüchte und der Gewinnung des Öls in der Ölmühle entscheidend. Wir empfehlen kaltgeschlagene Öle erster Pressung, nicht chemisch extrahiert. Was heißt: kalt geschlagen? Der Ausdruck hat sich eingebürgert, weil an der Presse, um den nötigen Druck zu erzielen, Keile eingeschlagen werden. Heute findet man auf den Etiketten allerdings auch die Bezeichnung „kalt gepreßt". Durch Hitzeverfahren oder chemische Extraktion läßt sich zwar eine höhere Ausbeute an Öl erreichen, doch ist eine erhebliche Wertminderung in Kauf zu nehmen. Auch auf die Reinigung ist zu achten. Hierzu dient eine physikalische, schonende Filtration. Durch chemische Raffination verliert das Öl dagegen seinen Eigengeschmack. Darum sollten die Öle unraffiniert sein.

Das Demeter-Öl ist aus Raps gewonnen. Früher hatte das Rapsöl keinen guten Ruf, da es die sogenannte Erucasäure enthielt, die bitter schmeckte und oftmals schlecht vertragen wurde. Vor einiger Zeit ist es gelungen, eine Rapssorte ohne Erucasäure zu züchten. Sie wird für das Demeter-Öl verwendet.

Und wie steht es mit der Butter? Sollten wir die Margarine vorziehen? Das wird ja immer wieder propagiert mit dem Hinweis auf die ungesättigten Fettsäuren. Aber schließlich muß eine Margarine streichfähig sein. Das heißt: entweder müssen die flüssigen, hochwertigen Fette gehärtet werden oder es müssen minderwertige, harte Fette, die wir ja gerade vermeiden wollen, als Grundlage verwendet werden. Das ist ein ungelöstes Problem. Auf jeden Fall ist die Behauptung, die Margarine sei im Hinblick auf die Entstehung der Arteriosklerose vorzuziehen, nicht aufrecht zu erhalten.

Aber die Butter hat auch ihre Probleme. Da ist oft die mangelnde Frische zu beklagen. Auch sind Haltung und Fütterung der Kühe von Bedeutung. Denn Biozide und andere chemische Gifte sind oft nur fettlöslich und werden in der Butter angereichert. Es lohnt sich also, den Mehrpreis für Demeter-Butter auszugeben.

Wie hoch werden wir nun die Tagesration bemessen? Das wird individuell verschieden sein. Als Richtsatz gilt etwa 50—60 g einschließlich der versteckten Fette. Wie am Eingang dieses Kapitels betont wurde, braucht der ältere Mensch das Fett vorwiegend zur Wärmebildung. Aber eine weitere Aufgabe der Fette im menschlichen Organismus ist zu erwähnen: Wenn bei der Bewußtseinsbildung und Sinneswahrnehmung das Eiweiß im Nerv zerfällt und Salze wie Säuren und andere Substanzen entstehen, übernehmen die Fette eine ausgleichende Funktion[34]. Diese Aussage des Geistesforschers wird von der instinktiven Volksmeinung bestätigt: Die Nerven müssen in Fett eingebettet sein, so heißt es, der Mensch braucht ein gewisses Fettquantum — seiner Nerven wegen.

Aus alledem geht hervor, daß die Fette als unentbehrlicher Bestandteil unserer Kost zu schätzen sind. Dabei gilt es, die gebotene Menge ausfindig zu machen und um eine gute Qualität besorgt zu sein.

Von den Kohlenhydraten
Die Rolle des Zuckers

Das Kohlenhydrat ist, wie der Name sagt, eine Zusammenfügung des Kohlenstoffs der Luft mit dem Wasser. Durch diese Verbindung, in der das unorganische Kohlendioxyd in eine organische Substanz umgewandelt wird, ist das Leben auf dieser Erde überhaupt erst möglich. Der geheimnisvolle Vorgang vollzieht sich im grünen Farbstoff des Blattes, dem Chlorophyll, unter Einwirkung des Lichtes. Man spricht darum von einer Photosynthese. In dieser Weise baut die Pflanze ihre Substanz auf und kann nun dem Tier- und Menschenreich zur Nahrung dienen.

Wie wirken die Kohlenhydrate in der Ernährung des Menschen? Während das Eiweiß als Baustoff angesehen wird, gelten die Kohlenhydrate als „Energielieferanten", oder wie es die Geisteswissenschaft ausdrückt: Sie regen Tätigkeiten im menschlichen Organismus an. Mit ihrer Hilfe können überhaupt erst Bewegungen vollzogen werden. Mit welcher ungeheuren Regsamkeit durchwirkt das Leben unseren Leib! Da ist niemals Ruhe; der Stoffwechsel ist immer im Fluß, auch im Schlaf. Ständig wird dabei das Kohlenhydrat Zucker veratmet zur Anregung der Bewegung.

Der ältere Mensch bewegt sich meist zu wenig; sein bevorzugter Platz ist der Schreibtisch, später der Lehnstuhl. Dadurch wächst die Gefahr des rasch fortschreitenden Alterns, das ja auf Erstarrung beruht. Die äußere Bewegung wirkt zugleich anregend auf die inneren Stoffwechselvorgänge. Das erfährt zum Beispiel der Diabetiker: Seine Stoffwechsellage bessert sich, wenn er regelmäßig Spaziergänge unternimmt.

Die Ernährung mit Kohlenhydraten dient also in erster Linie der Unterhaltung von Regsamkeit im Organismus. Das muß beherzigt werden bei der Beköstigung des älteren Menschen, der diese Anregung nötig hat. Wir werden darum stets für einen reichlichen Kohlenhydratanteil in der Nahrung sorgen.

Welche Nahrungsmittel sind Kohlenhydratträger? Vorwiegend die „Nährmittel" und Brot, also Getreideprodukte, dann Früchte, Honig und Sirup, sowie Gemüse. Aber auch die sogenannten Ballaststoffe enthalten Zellulose als Kohlenhydrat, das durch sein Quellvermögen eine ausreichende Darmbewegung und ein gesundes Darmmilieu bedingt.

Die Kohlenhydrate werden im Organismus zu Zucker abgebaut, erst dann können sie ihre Aufgaben im Stoffwechsel erfüllen. Die Verdauung beginnt bereits im Munde durch den Speichel. Wenn wir einen Bissen Brot ein Weilchen kauen und einspeicheln, entdecken wir bald den süßen Geschmack. Eine letzte Verwandlung wird dann durch ein Ferment der Bauchspeicheldrüse, die Amylase, erreicht. Nach der Resorption in das Blut wird der Zucker in der Muskulatur als Stoffwechselgrundlage für die Kontraktionen, sowie im Gehirn für die Tätigkeit der Nervenzellen gebraucht. Auch das Herz benötigt zum Schlagen ständig die Zuckerzufuhr. Der Zucker wird in den Zellen restlos verbrannt oder, wie gesagt, „veratmet". Die dabei frei werdende Energie dient den Stoffwechselprozessen. Ein kleiner Teil des Zuckers wird in der Leber als Glykogen, die sogenannte animalische Stärke, gespeichert, um bei Bedarf wieder zu Zucker abgebaut und in das Blut eingeschleust zu werden.

Nun könnte jemand fragen: Wenn die Kohlenhydrate doch zu Zukker abgebaut werden, warum geben wir dann nicht gleich den reinen Zucker? Könnten wir nicht dadurch dem alternden Organismus kraftraubenden Einsatz abnehmen? Gewiß wäre Arbeit erspart, doch wenn die Funktionen des Abbaus, bei denen ja alle Wesensglieder engagiert sind, nicht genügend betätigt werden, ist allgemeine Erlahmung und Schlaffheit die Folge. Umgekehrt werden — etwa durch Vollkornspeisen — Kräfte wachgerufen, die den älteren Menschen stärken und beweglich erhalten. Der momentane Kräftegewinn nach dem Genuß von isoliertem Zucker, den sich Sportler zur Leistungssteigerung und Autofahrer zum Frischbleiben bisweilen zunutze machen, ist daher auf die Dauer gesehen unzweckmäßig.

Noch aus einem anderen Grunde ist die Ernährung mit Industriezucker nicht zu empfehlen. Die beschriebene Veratmung des Zuckers im Gewebe ist nur möglich unter Mitwirkung des Vitamins B_1. Dieses wird durch Vollgetreide geliefert, fehlt aber gänzlich beim weißen Zukker und ist auch in hellen Mehlen unzureichend vertreten. Daher leiden zahlreiche Menschen in den Industrieländern an einem Vitamin-B_1-Mangel, nach dem Bericht der Bundesregierung von 1976 70% aller Schulkinder. Das macht sich in Antriebslosigkeit, Willenslähmung und Konzentrationsschwäche bemerkbar.

Vielleicht wird hier ein Liebhaber des weißen Zuckers einwenden: Wenn ich mich im Laufe des Tages mit einem angemessenen Quantum an Vitamin B_1 versorge, schadet mir der weiße Zucker doch wohl nicht. Diese Behauptung ist nur bedingt richtig; denn der Zuckerstoffwechsel benötigt ständig das Vitamin B_1. Fehlt es im Zusammenhang des Nahrungsmittels, reißt es der Zucker von irgendwoher an sich und es steht dem Körper dann nicht zur Verfügung. Er wird deshalb auch als Vitaminräuber bezeichnet. Der Bedarf an Vitaminen wird in solchen Fällen unkontrolliert hoch.

Nun ist der ältere Mensch gegenüber vielen Mängeln besonders empfindlich, denn ihm fehlen Ausgleichsmöglichkeiten. Auch summieren sich bei ihm oft mehrere Ausfälle. Daher sollte er dort, wo die Dinge so überschaubar sind wie beim weißen Zucker, und Schädigungen leicht vermieden werden können, Verzicht üben. Er braucht das Süße gar nicht zu entbehren. Da bieten sich viele andere Möglichkeiten an, wie zum Beispiel Sucanat (ein Vollrohrzucker), Honig, Fruchtdicksäfte, Sirup, Extrakte aus Trockenfrüchten (s. Rezeptteil).

Durch den süßen Geschmack wird das Ich besonders angesprochen. Daher ist der Hang nach Süßem oft Ausdruck eines bestimmten psychischen Bedürfnisses. Zum Beispiel kann das viele Essen von Schokolade eine Ersatzbefriedigung für Entbehrungen auf seelischem Felde bedeuten. Diese Beobachtung vermag uns zum Verständnis des geisteswissenschaftlichen Forschungsergebnisses zu führen, daß der Zucker die Substanz ist, durch die sich das Ich des Menschen im Leibe manifestiert. Das Ich braucht ja den stofflichen Träger, um sich im Organismus verkörpern zu können. Der Zucker ist für diese Aufgabe geeignet, weil er ständig bereit ist, sich gänglich aufzulösen, veratmet, verbrannt zu werden, andererseits wiederum sich neu zu bilden und auszukristillisieren. Dabei führen ihn seine Verwandlungen über die Schwelle zwischen der stofflichen Seinsform und dem Bereich einer rein geistigen, dynamischen Existenz. In ihr urständet das Ich. Dieses kann, indem es sich mit dem Zucker verbindet, über die Schwelle in die leibliche Welt hereinwirken und sich auch wieder zurückziehen, einem Atemholen gleich. Das alles webt in Wärmetönungen, denen das Ich ja verwandt ist (s. Seite 48).

Der Zucker findet sich in fest gesteuerter Menge im Blut. Dadurch ist es dem Ich des Menschen möglich, sich im Blut zu verankern und mit der Zirkulation in alle Teile des Organismus zu strömen.

Überall wo Zucker entsteht, wird die rein vegetative, animalische Tätigkeit zum Menschlichen hin orientiert. Denn das Ich hat durch den Zucker die Möglichkeit, die Funktionen im Organismus seiner individuellen Eigenart entsprechend zu regeln. Die Fähigkeit, den Blutzuckerspiegel zu regulieren, erlahmt im Alter. Denn mit den Jahren bilden sich die Inselzellen der Bauchspeicheldrüse, die das jeweils notwendige Insulin produzieren, zurück. Darauf sollten wir mit unserer Kost Rücksicht nehmen; ein weiterer Grund, den weißen Zucker zu meiden. Er überfordert die Möglichkeiten der Insulinausschüttung. Das Kohlenhydrat im Verband des vollen Korns wird dagegen schrittweise zu Zucker abgebaut, so daß nur jeweils kleinere Mengen ins Blut gelangen. Diese kann auch der ältere Organismus bewältigen.

Ferner bieten sich Erleichterungen an durch Nahrungsmittel, die Fruchtzucker enthalten, also Kern- und Beerenobst, Zitrusfrüchte, Wassermelonen und von Steinobst Frühpfirsiche und Sauerkirschen. Bekanntlich unterliegt der Fruchtzucker nicht unmittelbar der Regulation durch das hormonelle System mit dem Insulin. Daher ist sein Abbau im Alter nur geringfügig erschwert. Der sogenannte Invertzucker, der sich im Honig findet, ist im Darm etwas leichter abzubauen.

Allgemein bekannt, doch von vielen zu wenig ernst genommen, ist die schädigende Wirkung konzentrierten Zuckers auf die Zahngesundheit. Durch eine entsprechende Zahnhygiene kann eine Karies auch noch in vorgerücktem Alter beeinflußt werden.

Bei dem umfangreichen Sündenregister des Zuckers wird vielfach für den Süßstoff plädiert. Das halten wir für sehr gefährlich: Ein synthetisch hergestelltes Produkt ist immer eine Belastung für den Organismus (s. Seite 30).

Zum Abschluß dieses Kapitels nochmals ein Blick auf einen Vorgang, auf den schon bei der Betrachtung der Kohlenhydratbildung in der Pflanze gedeutet wurde: die Photosynthese. Bei ihr greift das Licht nicht nur von außen ein, es wird in den Vorgang hineingebunden. Mit der Nahrung gelangt es in den Menschen. Es wird bei der Verdauung frei und regt nun den Lichtstoffwechsel an. Das hat seine große Bedeutung für das „Aufleuchten“ des Bewußtseins im Gehirn, denn der geistig-seelische Vorgang des Denkens stützt sich auf diese Erscheinungen (s. S. 56). So sehen wir, die Ernährung mit Kohlenhydraten beitragen zu einen „lichtvollen Altern“.

Mineralien und Spurenelemente

Der Mineralstoffwechsel mit Abbau und Aufbau der Substanzen stellt an den alternden Organismus besondere Anforderungen. Denn die Mineralien der Nahrung müssen — einer Art Verbrennung gleich — auf die Stufe des Wärmeätherischen gehoben werden. Erst dann ist es möglich, sie nach einer erneuten Verdichtung in das individuelle organische Gefüge einzugliedern. Das ist durch die Ich-Organisation zu leisten und gelingt im Alter oft schwer. Beim Umsatz des Kalziums zeigt sich diese Schwäche deutlich: Auf der einen Seite finden wir beim alten Menschen nicht selten eine Kalkarmut des Knochens, die im Röntgenbild mit Aufhellung der Strukturen (Osteoporose) erscheint, zum anderen wird Kalk an Stellen abgelagert, wo er gar nicht hingehört, wie z. B. an den Gefäßwänden.

Im menschlichen Blut wird die Kalkmenge stets auf einer konstanten Höhe gehalten. Hierfür sorgt ein Regulationssystem, das durch Hormone mit seelischen Faktoren in Wechselwirkung tritt. Dabei wird der Kalk im Blut ständig ausgetauscht. Schon innerhalb weniger Minuten verschwindet die gesamte Menge und wird sofort durch das gleiche Quantum wieder ersetzt. Wo bleibt das aus dem Blut verschwundene Kalzium? Es kristallisiert in winzigen Lamellen im Knochen aus. Ein amerikanischer Wissenschaftler brauchte dafür einen erhabenen Vergleich: Die Bildung der unzähligen Kalziumkristalle im menschlichen Skelett erschien ihm wie das Aufleuchten der Sterne am Himmel. In dem Maße wie sich die neue Knochensubstanz ansetzt, müssen aber alte Zellen aufgelöst und abtransportiert werden. So kann uns der Kalkstoffwechsel als Beispiel dienen für die Dynamik, mit der die Mineralien im Organismus umgewandelt werden.

Der Kalk in den Knochen vermittelt dem Menschen eine Beziehung zur Erde. Das kleine Kind muß diese Beziehung suchen und entwickeln; der alte Mensch darf der Erdenschwere nicht zu stark verfallen, sich aber auch nicht zu stark von der Erde lösen. Am Anfang des Lebens tritt als Störung die Rachitis auf mit der Erweichung der Knochen, im Alter droht die schon erwähnte Osteoporose.

Bei diesen Erkrankungen ist der Blick allerdings nicht nur auf den Kalk zu lenken. Da spielen mehrere Faktoren hinein, so der Phosphor, mit dem der Kalk im Knochen verbunden ist. „Phosphoros" aber heißt „Lichtträger" — also auch hier wieder die Beziehung zum Licht. Und es ist ja bekannt, daß die Rachitis als Störung des Kalkstoffwechsels bei Lichtmangel entsteht.

Der Wirkstoff, der durch Lichteinstrahlung im menschlichen Organismus gebildet wird, ist das sogenannte Vitamin D. Man setzt es heute als synthetisches Präparat (Vigantol) in weitem Umfang zur Vorbeugung der Rachitis ein. Warum hat man dies überhaupt nötig? Reicht die Lichtintensität für die Kinder nicht aus, oder können sie das Licht nur nicht richtig verwerten? Ist die Ernährung unzureichend? Vigantol ist nur ein äußerer Ersatz und packt das Übel nicht an der Wurzel, denn es wird dem Organismus eine Tätigkeit abgenommen, die er selbst leisten sollte.

Derartige Anregungen sind nun im Alter besonders wertvoll und können helfen, Krankheitserscheinungen wie die Osteoporose zu überwinden. Doch müssen wir unser Blickfeld erweitern und neben Kalk und Phosphor den ganzen Mineralhaushalt einbeziehen. Es wirkt ja im Bereich des Lebendigen niemals nur eine Substanz für sich, vielmehr ist ein mehr oder minder breites Mineralspektrum vertreten. Ja, mehr noch; mit dem Mineralhaushalt stehen auch die Grundnährstoffe Eiweiß, Fette und Kohlenhydrate sowie die Vitamine in Verbindung. Das gilt es zu bedenken, wenn wir von der Wirksamkeit eines Minerals sprechen.

In welchem Organ der Pflanze sind die mineralischen Prozesse am stärksten veranlagt? Wo finden wir die für Nahrungszwecke wertvollste Komposition? In der Wurzel setzt sich die Pflanze mit dem Mineralreich auseinander und reichert hier die Mineralien an. Sie werden danach in die anderen Bereiche weitergeleitet. Daher sind dem älteren Menschen zur Anregung seines Mineralstoffwechsels Wurzelgemüse oder Wurzelabkochungen zu empfehlen (s. Rezeptteil), besonders Möhren wegen ihrer Lichtkomponente. Eine gute Ergänzung in dieser Hinsicht ist Öl, in kleiner Menge vor dem Anrichten beigegeben.

Auch das Getreide ist stark mineralisch geprägt. Um diese Eigenschaft auszunutzen, müssen wir es jedoch als Vollkorn verwenden.

Das Kalzium findet sich vorwiegend in Milch und Milchprodukten. Durch den Rückgang des Milchverbrauchs ist der Bedarf an Kalzium oftmals nicht gedeckt. Das ist besonders nachteilig, weil das Kalzium zum Phosphor in einem bestimmten Verhältnis steht. Und der Phosphorgehalt ist etwa auf das Doppelte der empfohlenen Menge gestiegen, wodurch ein erhöhter Bedarf an Kalzium entsteht.

Von großer Bedeutung für die Ernährung auch des älteren Menschen ist das Eisen. Es findet sich in jeder Körperzelle an das Eiweiß gebunden. Eine besondere Rolle spielt es im Blut. Dort ist es in jedem Blutkörperchen ein wesentlicher Bestandteil des roten Farbstoffs, des Hämoglobins. Damit ist das Eisen eingefügt in den dynamischen Vorgang des ständigen Werdens und Vergehens des Blutes. Denn ein rotes Blutkörperchen hat im stömenden Blut eine Lebensdauer von 120 Tagen, nachdem es im Knochenmark eine längere Reifungszeit durchgemacht hat und dabei das Eisen aufnahm. Das verlangt einen intensiven Stoffwechsel; es muß ja ständig für die zerfallenen Blutzellen Ersatz geschaffen werden. Einige Zahlen mögen diese deutlich machen: Es gehen während des ganzen Lebens eines Menschen pro Sekunde 2,4 Millionen rote Blutkörperchen zugrunde und müssen im Knochenmark wieder neu gebildet werden. Oder anders gerechnet: Von einer Gesamtzahl von 25 000 Milliarden roter Blutzellen werden täglich 208 Milliarden aufgelöst und wieder ersetzt.

Mit diesem Prozeß ist das Eisen verbunden. Es wird beim Zerfall der Blutkörperchen frei, von der Leber aufgenommen und dann dem Gallenfluß zur Verdauung der Nahrung beigesetzt oder zur Bildung des Blutfarbstoffs wieder dem Knochenmark zugeführt. Zur Blutbildung ist daher eine Nahrung mit einem bestimmten Eisengehalt notwendig (s. Tabelle S. 84).

Das Eisen im Blut dient ferner der Atmung, denn es bindet beim Strömen des Blutes durch die Lungen den Sauerstoff an sich und trägt ihn im Blutkreislauf zu den Gewebezellen. Dort wird es gegen den Kohlenstoff ausgetauscht, der nun wiederum zur Lunge befördert und dort ausgeatmet wird. Da der Luftaustausch beim älteren Menschen besonders aktiviert werden muß, ist auf eine Nahrung mit ausreichendem Eisengehalt Wert zu legen.

Das Eisen hat ferner eine entgiftende Funktion. Die Fähigkeit, Gifte unschädlich zu machen, dokumentiert das Eisen schon in der äußeren Natur. Unsere Meere und Flüsse wären noch viel mehr von den Metallverbindungen verseucht, die aus der Industrie in die Gewässer gelangen, wenn sich nicht das Eisenhydrat, das immer anwesend ist, mit dem Blei, Arsen, Quecksilber und Kupfer zu unlöslichen ungiftigen Verbindungen vereinen würde, die mit dem Schlamm zu Boden sinken. Auch das starke Atmungsgift Cyan wird ständig vom Eisen überwunden und zum ungiftigen gelben Blutlaugensalz verwandelt.

Im menschlichen Organismus tritt zur Entgiftung ein starker Eisenprozeß in Aktion, wenn sich bei Entzündungen oder zerfallenden Tumoren giftige Abbauprodukte bilden. Dann wird das Eisen mobilisiert und bindet die Stoffe an sich. Es entstehen Verbindungen zwischen Eisen und Eiweiß, die in Milz und Leber abgelagert, entgiftet und ausgeschieden werden. Der Eisengehalt im Serum ist dabei ein Maßstab für die Abwehrkraft des Organismus. Da beim alten Menschen leicht giftige Stoffwechselschlacken entstehen, sollte man den Eisenprozeß unterstützen.

Es wurde bereits auf die polare Spannung zwischen Eiweiß und Eisen hingewiesen. Den nährenden, vitalisierenden, in ihrer Dynamik als quellend zu benennenden Eigenschaften des Eiweiß steht gegenüber die strahlende Kraft des Eisens, die im oberen Menschen einen freien Raum für die Bewußtseinsbildung schafft (s. Seite 69).

Im organischen Zusammenhang ist das Eisen immer an Eiweiß gebunden, sowohl im menschlichen Organismus als auch in den meisten Nahrungsmitteln. Beim Verdauungsvorgang wird es aus seiner organischen Verbindung herausgelöst und ganz und gar mineralisch, aber sogleich, noch in der Darmwand, von einem körpereigenen Eiweiß empfangen, das aus dem Blute kommend sich mit ihm aufs neue zum Eisen-Eiweiß-Komplex verbindet.

Das Eisen hat eine innige Beziehung zum Licht. Das zeigt sich nicht nur an den Funken, die aufsprühen, wenn es geschmiedet wird, sondern auch in einer interessanten Reaktion: Wenn man dem Blutfarbstoff das Eisen entzieht, so entstehen Stoffe, die man Porphyrine nennt. Diese eisenlosen Blutbestandteile sind ungiftig, wenn man sie Tieren einspritzt, solange man die Tiere in der Dunkelheit läßt. Bringt man sie an das Licht, wirkt das Porphyrin als tödliches Gift. Setzt man nun dem Porphyrin wieder Eisen zu, verliert es seine Giftwirkung. Das Licht wird wieder zum Lebensquell[35].

Mit welchen Nahrungsmitteln können wir nun den Eisenprozeß im Menschen anregen? Wie hoch ist der Eisengehalt der verschiedenen Produkte? Leider wird oft von Vertretern der herrschenden Schulmeinung das Fleisch als wertvollster Eisenspender empfohlen. Sehr zu Unrecht! Denn abgesehen von den anderen Nachteilen der Fleischernährung (s. S. 143) enthält das Gewebe und Muskelfleisch der geschlachteten Tiere meist weniger Eisen als Pflanzen. Das liegt daran, daß den Tieren beim Schlachten das Blut entzogen wird, an welches ja das Eisen vorwiegend gebunden ist.

Im pflanzlichen Samen ist der Eisenprozeß besonders intensiv veranlagt. Das Eisen hat hier die Aufgabe, bei der Bildung neuen Lebens mitzuwirken und das Sameneiweiß zu erhalten und zu ergänzen.

Eisengehalt in Nahrungsmitteln[36]

Nahrungsmittel	Eisen in mg		
Rindfleisch gekocht	2,9	bis	3,0
Hühnerfleisch	1,5		3,6
grüne Blätter (Kopfsalat)	1,1		3,0
Möhren	0,7		5,0
Weiß- Rosenkohl	0,5		6,0
Radieschen	1,6		9,0
Buchweizen	3,2		15,0
Gerstengrütze	4,0		15,0
Weizen ganz	3,0		15,0
Grünkohl	1,9		20,0
Endivien	1,4		28,0
Feigen, Weinbeeren	3,3		5,0
Mandeln, Kastanien	4,1		10,0

Für die menschliche Ernährung sind nicht nur die auf Tabellen angegebenen absoluten Werte entscheidend, sondern ihre Einfügung in den gesamten organischen Zusammenhang. So hängt die Verwertbarkeit des Eisens vom Vitamin C-Gehalt der Nahrung ab. Daher sind Früchte wie Äpfel, Pflaumen und Schlehen für den Eisenstoffwechsel von Bedeutung. Nicht zu vergessen sei hier auch die Brennessel.

Die analytischen Daten schwanken oft erheblich je nach Anbauweise der Pflanzen. W. Schuphan führt an, daß Pflanzen, die mit organischer

Düngung gezogen waren, gegenüber den Produkten, bei deren Anbau Kunstdünger verwendet wurde, einen um 77 % höheren Eisengehalt aufwiesen[67].

Wie die Tabelle zeigt, ist das Getreide ein vorzüglicher Lieferant von Eisen — aber ausschließlich das volle Korn, das siebenmal mehr Eisen enthält als raffiniertes Mehl. Im letzten Krieg zeigte sich in der Schweiz die Auswirkung dieser Tatsache auf die Gesundheit weiter Kreise der Bevölkerung. Damals wurde durch Notverordnung der Verbrauch von Fleisch und raffinierten Getreideprodukten eingeschränkt, aber mehr dunkles Brot und Gemüse verzehrt, was den Gesundheitszustand der Bevölkerung erheblich verbesserte. Wie Untersuchungen auf breiter Basis zeigten, erhöhte sich der eisenhaltige rote Blutfarbstoff, das Hämoglobin, bei Kindern um 27,3 %, bei Erwachsenen um 19,3 %.

Die Erhöhung der Hämoglobinwerte im Blut nach dem Übergang zur Ernährung mit vollwertigem Getreide beweist, daß vor der Kostumstellung ein Eisenmangel vorlag. Dieser Mangel trat sogleich wieder auf, als die Notzeit vorüber war und die Bevölkerung sich wieder auf die Weißmehlprodukte umstellte. Auch ist allgemein über ein Defizit von Eisen in der Kost des Normalverbrauchers zu klagen.

Zum Abschluß dieses Kapitels noch ein Blick auf das Magnesium, das als Spurenelement in der Ernährung des älteren Menschen eine bedeutende Rolle spielt.

Das Magnesium ist wie das Eisen für die Pflanze ein Atemelement. Im Blattgrün, einer Magnesiumverbindung, spricht die Pflanze ihre Eigenart aus, durch das Medium der Farbe: Grün ist die Grundfarbe des Pflanzenwesens, gleichsam seine Signatur. Mit seiner Hilfe verwirklicht sie sich als kosmisch-irdisches Wesen, als ein Lichtgeschöpf im Erdenbereich. Pflanzen in denen der Magnesiumprozeß stark wirkt, lieben das Licht, wie die Arnika oder der Augentrost, der wie der Name sagt, dem Lichtorgan Auge heilsam ist. Unter den Bäumen sind hier Birke und Lärche zu nennen, von den Getreiden der Hafer. Zwar zeigt die Analyse oft nur geringe Mengen an Magnesium, doch braucht dieses Metall keine großen Mengen, um seine Dynamik in den Lebensprozessen entfalten zu können.

Im Menschen wirkt das Magnesium bei der Bildung des Kalziumphosphats im Knochen mit. Phosphoros ist der Lichtträger, dem das Lichtmetall Magnesium als Werkzeug der Ich-Organisation zugesellt ist. Im übrigen Organismus sind die Gewebe von Nerven und Muskeln magnesiumhaltig. Sie bedürfen in ihrem Zusammenwirken des Magnesiums in feinstofflicher Form. Besonders empfindlich für eine Störung ist der Herzmuskel. Die bei älteren Menschen weit verbreiteten und gefürchteten Reizleitungsstörungen am Herzen beruhen vielfach auf einem Magnesiummangel, der, wie gesagt, in erster Linie mit dem Getreide, besonders dem Hafer, ferner mit allen grünen Blattsalaten und mit Früchten behoben werden kann.

Das Getreide – Grundlage der Ernährung seit altersher

Die bedrohlichen Mängel in der heutigen Ernährung sind überwiegend darin begründet, daß der Getreideverzehr von Jahr zu Jahr zurückgeht und daß davon der größte Teil in Form von Weißmehl verbraucht wird: Früher waren das einmal 10%, heute sind es 95% — nur 5% gelangen als Vollkorn zum Verbraucher.

In dieser Situation sollten wir versuchen, wieder ein lebendiges Verhältnis zum Getreide zu gewinnen. Wir können das Wesen des Getreides erleben, indem wir uns in die Anschauung der Phänomene vertiefen, die erscheinen, wenn die Getreidepflanze sich entwickelt bis zur Ausreifung des Korns. Was dabei sichtbar vor Augen tritt, kann durchlässig werden für die Idee, das Urbild. In gleicher Weise versuchen wir dann, die einzelnen Arten mit ihren spezifischen Merkmalen zu erkennen. Schließlich werden wir uns auch der praktischen Verwertung in der Küche zuwenden; den Höhepunkt wird dann das Erlebnis des Kostens und Schmeckens der Getreidegerichte darstellen.

Das Getreide gehört zu den Gräsern, jener Familie, die mit ihrer starken Vitalität den Weidetieren zur Nahrung dient. Dabei treten einige Besonderheiten hervor: Die Wurzel des Grases verbindet sich intensiv mit der Erde zum Grassoden. Es werden horizontale Seitensprosse abgezweigt, so daß das Gras den Boden förmlich überläuft. Nach oben zum Licht werden Halme gesendet, an deren Spitze winzige Samen erscheinen, die sich in alle Winde verstreuen.

Dem gegenüber zeigt das Getreide auffallende Eigenarten. Es bildet die Samen zu nahrhaften Körnerfrüchten und hält sie in Ähren zusammen. Das weist auf den Namen „Getreide“, der sich ableitet von dem mittelhochdeutschen Wort „getregeda“, „das Getragene“. Was von dieser Pflanze getragen wird, die Ähre, auf sie kommt es an, sie schenkt dem Menschen seit uralten Zeiten das tägliche Brot.

Wenn die Pflanze diesen Teil ihres Wesens so nachdrücklich ausgestaltet, verlangt das auch am anderen Pol einen besonderen Einsatz. Und in der Tat: Die Getreidewurzel ist ein einzigartiges Gebilde. Da finden wir nicht den Grassoden mit seinen horizontalen Verzweigungen: Wenn wir einen Wurzelatlas aufschlagen, sehen wir, wie die Verzweigungen der Wurzeln, zum Beispiel vom Weizen, sich in eine vertikale Wachstumsrichtung einfügen. Wie eine Glocke mutet die Bildung an. Und wir sind beeindruckt von der feinen, symmetrischen Anordnung der einzelnen Fäden. Man wird an Filigranarbeit erinnert, so säuberlich ist alles durchgestaltet.

Wenn man die gesamten Fäden und Härchen der Wurzel einer einzelnen Getreidepflanze mißt, erhält man die stattliche Zahl von zwei Kilometern. Bei einer Getreidepflanze, die nicht im Verband des Feldes, sondern für sich im Garten gezüchtet wird, steigert sich die Strecke bis zu 20 Kilometern. Daran sehen wir, mit welcher Intensität sich das Getreide in der Wurzelregion engagiert.

In den tieferen Schichten, dort, wohin die Wurzel des Getreides vordringt, waltet auch im Winter ein reges Bodenleben. Wenn auch oben oft klirrender Frost herrscht; in den Tiefen ist es so warm, daß die Kleinlebewelt eine starke Regsamkeit entwickelt. An ihr nimmt die Getreidewurzel Anteil. Es werden Sekrete abgesondert, Mineralien in Lösung gebracht und aufgenommen und damit die bisher toten Substanzen aus ihrem Schwerefeld herausgehoben und in einen lebendigen Zusammenhang eingegliedert. Die verschiedenen Mineralien und Spurenelemente bilden mit an einem lebendigen Organismus. Dabei sind sie in ihren Mengen genau aufeinander abgestimmt. Was in der Wurzel in monatelanger Tätigkeit auf diese Weise zusammengefügt wird, erscheint später verwandelt im Korn.

Während dieser ersten Phase in der Entwicklung der Getreidepflanze ist die Ähre schon vorgebildet, als eine winzige Spirale unter den Blattrosetten des zarten Sprosses versteckt, behutsam von Keimblättern umschlossen.

Im Frühjahr beginnen dann die Halme mit überwältigender Kraft emporzusprießen. Die Blätter streben nicht in die Horizontale, sie umhüllen den Halm zunächst noch scheidig und lösen sich dann nur zögernd von ihm ab. Ihre Gestalt ist schmal und dreieckförmig, die Farbe kräftig grün. Nur dort, wo viel Kunstdünger angewendet wurde, ist das Grün stark gedunkelt, die Form der Blätter breiter. Denn die Pflanze versucht, Kohlenhydrate zu assimilieren, um bei der Eiweißbildung die durch Kunstdüngerwirkung aus dem Stickstoff massenhaft entstehenden Ammoniakverbindungen abzusättigen. Ein Anblick, der bedrückend wirkt.

In der Zeit der Blattbildung wird in der biologisch-dynamischen Wirtschaftsweise das Kieselpräparat gespritzt. Damit wird die Sensibilität der Pflanze gegenüber dem Licht erhöht. Das ist von Bedeutung für die Assimilation des Kohlenstoffs aus der Luft, die zur Bildung des Kohlenhydrats führt, der Stärke. Denn der Vorgang ist eine Photosynthese, ein Aufbau mit Hilfe des Lichtes, den das Kieselpräparat intensiviert. Dadurch wird die Qualität des Mehlkörpers im Korn und infolgedessen auch die Qualität des Eiweiß erhöht. Dies drückt sich in einer besseren Backfähigkeit des Mehls aus, wie durch vergleichende Untersuchungen nachgewiesen werden konnte.

Auch hier zeigt sich wieder, was uns schon bei Betrachtung der Mineralisierungsprozesse in der Wurzel entgegentrat: Alle Vorgänge bei der Entwicklung der Getreidepflanze sind auf die Bildung des Korns gerichtet. Dieses ist Ziel und Sinn ihres Werdens.

In einer nächsten Phase wird die Ähre nach außen geschoben. Sie war schon als eine Auftreibung im Halm von außen tastbar. Zunächst erscheinen die Spitzen der Grannen wie feine Pinselchen, dann entfaltet sich das ganze, aufs feinste durchgestaltete Gebilde.

Es wird vom Halm getragen, einem Träger mit wahrhaft wunderbaren Eigenschaften. Er ist dünn, etwa 4 mm im Durchmesser, aber ausgewachsen erreicht er eine stattliche Höhe. Nehmen wir im Durchschnitt 1,20 m an, so beträgt das Verhältnis von der Länge zum Durchmesser 300 : 1. Um uns ein Bild von dieser Größenordnung machen zu können, stellen wir uns die Zahlen in Metern vor und denken uns einen Turm von 300 m Höhe und 1 m im Durchmesser. Welcher Architekt könnte ein solches Bauwerk errichten? Es müßte sofort zusammenbrechen. Die Natur stellt ein derartiges Wunderwerk im Getreide vor uns hin. Und mehr noch: Der Halm trägt mit der Ähre ein Mehrfaches seines Gewichts. Und er ist biegsam und elastisch und wiegt sich anmutig im Wind.

Wenn dann der Sommer naht, blüht das Getreide. Doch es verschwendet sich nicht in farbenfrohen und duftenden Blütengebilden, welche die Bienen anlocken. Diese Gestaltungskräfte werden zurückgehalten, nur unscheinbare zarte Deckspelzen bergen die Pollen. An einem lichten, nicht zu kühlen sommerlichen Tag, an dem ein leichter Wind weht, beginnt das Getreide zu blühen. Dann öffnen sich die Pollengefäße und der Wind trägt die goldene Gabe über das Feld. Ein Geheimnis: Es blühen nicht die Ähren einzeln nacheinander, — hier die eine, später dort die andere — nein, das ganze Feld blüht gleichzeitig auf, wie ein sozialer Verband. Nur wenige Stunden währt das Schauspiel; wir müssen schon Glück haben, wenn wir es erleben wollen. Jedes Getreide hat seine bestimmte Blütezeit: So der Roggen am Vormittag zwischen 10.30 und 11 Uhr. Er ist ein Fremdbestäuber, die Pollen fliegen bis 200 m weit.

Nach der Bestäubung wachsen in den Ähren die Körner heran. Nun strömen Substanzen und Bildekräfte aus dem Wurzel- und aus dem Blattbereich in sie hinein. Die Wurzeln lösen sich auf. Während vorher die Pflanze so unerhört fest im Boden verankert war, läßt sie sich nun kinderleicht herauszupfen. Auch die Blätter sterben ab, der Halm wird strohig. Der Goldglanz eines reifenden Getreidefeldes ist das Zeichen für das Dahinwelken der Pflanzen. Doch im Korn konzentriert sich das Leben in unermeßlicher Fülle. Es mutet uns wie ein Wunder an, wenn Getreidekörner aus dem Pyramiden-Grab des Tut-Ench-Amun — sie waren als Wegzehrung dem Toten beigegeben — heute noch keimen und Pflanzen mit dicken Ähren hervorbringen. Die Körner dieser Ähren konnten allerdings nicht mehr zum Keimen gebracht werden.

Das Reifen der Körner vollzieht sich in Licht und Wärme der Sonne. In kühlen, feuchten Sommern ist keine gute Getreideernte zu erwarten. Wir spüren etwas von dem Geheimnis des Reifens, wenn wir an einem warmen, durchsonnten Tag durch ein Getreidefeld gehen. Eine lebendige Wärme umhüllt uns, und zarte Lichtreflexe glänzen über den Ähren auf.

Es sind vier Reifezustände zu unterscheiden: Die Milchreife, die Gelb-, Voll- und Totreife. Das erste Stadium hat seinen Namen von der weichen, milchähnlichen Struktur des Kornes. Grünkern ist ein in der Milchreife geernteter Dinkel, der dann auf Holzfeuer gedarrt wird. In unserer Zeit wird das Getreide meist in der Vollreife gemäht und eingebracht. Früher stellte man es in Garben auf, damit der Wind hindurchstreichen konnte und die Totreife erreicht wurde. Auch ließ man es in der Scheuer noch weiter ruhen und drosch es erst nach dem Tag der Heiligen Drei Könige.

Das Getreidekorn ist ein äußerlich unscheinbares Gebilde: klein, hart, grau-bräunlich getönt, von einer Hülle umgeben. Schneiden wir es auf und betrachten es in mikroskopischer Vergrößerung, so entdecken wir drei verschiedene Teile: den Mehlkörper, die Randschichten und den Keimling. Der Keimling zeigt bereits eine Gliederung in Wurzelanlage und Sproß. Zum Keimen stehen zur Verfügung: im Mehlkörper ein Nährgewebe, in den Randschichten Vitamine, Enzyme, sog. Katalysatoren und Mineralien. Alles dient der Reproduktion, der Entstehung neuen Lebens gleicher Art. Darin scheint Sinn und Zweck der Gestaltung des Getreidekorns zu liegen.

Aber es ist noch ein anderer Sinn mit dem Dasein des Kornes verbunden. Denn von etwa tausend Körnern ist nur eines bestimmt, neue Pflanze zu werden. Wozu die anderen? Freilich, die Natur verschwendet die Fülle im Hinblick auf Nachkommenschaft. Unzählige Samen werden in der Welt verstreut, ohne auf einem Mutterboden keimen zu dürfen. Ist das ein sinnloses Spiel? Zwar dürfen wir nicht der Natur das Maß menschlichen Zweckverhaltens anlegen, aber es sei doch erlaubt, in dem großzügigen Verhalten nicht nur Verschwendung, sondern eine „soziale" Geste zu sehen. Betrachten wir das Getreide in seiner Gesamtwesenheit, wozu auch die Analyse seiner Inhaltsstoffe gehört, dann können wir zu der Einsicht kommen: Das Getreide ist die menschengemäße Nahrung, das tägliche Brot. Für den menschlichen Organismus sind seine Nährsubstanzen Eiweiß, Fette, Kohlenhydrate, Mineralien, Spurenelemente und Vitamine in einer idealen Komposition enthalten. In diesem Sinne konnte W. Kollath einen Buchtitel formulieren: „Getreide und Mensch — eine Lebensgemeinschaft".

Wirksamkeiten im Menschen

Das Getreide ernährt den Menschen an Haupt und Gliedern. Betrachten wir die einzelnen Bereiche:

Wie wir sahen, sind im Korn die Ergebnisse der Wurzelbildung, dieser ersten Phase im Werden der Getreidepflanze, konzentriert. Das aber heißt, die Aneignung der mineralischen Substanzen. Damit ist ein erster Wirkungsbereich des Getreidekorns im menschlichen Organismus vorgegeben: das Haupt mit Sinnesorganen, dem Gehirn und dem Nervensystem. Denn die Bewußtseinsbildung gründet sich auf Mineral-, d. h. Salzprozesse; das Denken geht mit einer Art feinster Mineralisierung einher. Im Haupte wirken also Kräfte, die den Prozessen in der Wurzel verwandt sind — und somit auch dem Getreidekorn.

Eine weitere Beziehung zur Funktion des Nervensystems zeigt der hohe Thiamingehalt der Körnerfrüchte. Es wurde bereits darauf hingewiesen, daß ein Mangel an diesem „Nervenvitamin" weit verbreitet ist und nur durch das Getreide ausgeglichen werden kann. Aber wie beim Mineralgehalt, so ist auch hier zu betonen: es muß das volle Korn sein, denn das Vitamin B_1 ist nur in den Randschichten enthalten.

Besonders bedeutungsvoll für die Nerven- und Sinnestätigkeit sind die Kieselprozesse. Sie bedürfen der Anregung durch die Nahrung. Da das Getreide eine typische Kieselpflanze ist — seine Asche besteht etwa zu 70 % aus diesem Element —, kann es diese Aktivierung leisten.

Die Kieselprozesse durchwirken aber nicht nur das Nerven-Sinnessystem, sie bilden in der Haut einen „Kieselmantel", der einerseits einen Abschluß nach außen schafft, aber auch durchlässig ist für Licht und Wärme und damit eine Verbindung mit der Außenwelt ermöglicht.

Ein ausgesprochen vom Kiesel bestimmtes Organ ist das Bindegewebe, das den ganzen Organismus durchzieht und sich zum Bandapparat der Gelenke und zu den Bandscheiben der Wirbelsäule verdichtet. Das Bindegewebe vermittelt somit dem Körper Form und Halt. Auch in diesen Bereich greift die Nährkraft des Getreides unterstützend ein. Wir verstehen diese Wirksamkeit, wenn wir uns an die Standfestigkeit der Getreidepflanze mit den eindrucksvollen statischen Verhältnissen des Halmes erinnern.

Damit haben wir nun das Gebiet des Nerven-Sinnes-Systems verlassen und uns dem Gliedmaßen-Stoffwechsel-Bereich zugewandt. Erweist sich auch hier die Körnerfrucht als das grundlegende Nahrungsmittel? Sehen wir uns zunächst die Muskulatur an. Wie im Nerven und Gehirn stützen sich auch hier die Funktionen auf einen Zuckerstoffwechsel. Und in beiden Bereichen ist für den vollständigen Abbau des

Zuckers das Vitamin B_1 notwendig. Es wird vom Getreide geliefert. Aber es findet sich, wie schon betont wurde, vorwiegend in den Randschichten des Kornes. Als man diese beim Reis entfernt hatte, trat in Ostasien die gefürchtete Beri-Beri-Krankheit auf. Die Menschen starben an Lähmungen des Zwerchfellmuksels.

Heute sind diese extremen Mangelerscheinungen nicht mehr zu beobachten. Doch drückt sich eine geringfügige, latente Unterversorgung der Muskulatur mit Vitamin B_1 psychisch aus, nämlich in Antriebslosigkeit. Darüber ist auch in unseren Ländern weitgehend zu klagen.

Der eigentliche Stoffwechsel mit seinem zentralen Organ der Leber wird durch die Getreideernährung in idealer Weise aktiviert. Denn die Grundnährstoffe Eiweiß, Fett, Kohlenhydrate, Mineralien und Spurenelemente sind im Korn in idealer Weise aufeinander gestimmt. Von besonderem Wert ist das Eiweiß. Wenn Rudolf Steiner darauf hinweist, daß die Feldfrüchte als bedeutendste Eiweißträger zu schätzen sind, meint er damit gewiß in erster Linie die Körnerfrüchte.

Vollkornnahrung regt die Darmperistaltik an. Und gerade der älter werdende Mensch, der oftmals zur Darmträgheit neigt, wird sich diese Wirksamkeit zunutze machen. Sie beruht darauf, daß das Korn eine besondere Art der Zellulose, die Hemizellulose enthält, die im Darm aufquillt und durch Vermehrung des Volumens zu einer Vermehrung der Darmfüllung beiträgt. Das regt die Peristaltik des Darmes an. Da die Hemizellulose sehr weich ist, reizt sie die Darmwand nicht.

Der englische Arzt Burkitt hat große Gruppen der afrikanischen Bevölkerung auf ihre Darmpassage hin untersucht[38]. Dabei ergab sich, daß Eingeborene, die noch ihre althergebrachte Kost auf der Grundlage von unraffiniertem Getreide aßen, raschere Passagen zeigten als Gruppen, die sich vorwiegend mit raffinierten Produkten versorgten.

Burkitt schloß dieser Studie weitere epidemiologische Untersuchungen an. Er stellte fest, daß mit zunehmender Verlangsamung der Darmentleerung die bekannten Zivilisationskrankheiten gehäuft auftraten. Die erste Gruppe, die sich von der vollwertigen Getreidekost ernährte, war noch von Diabetes, Carcinom, Arteriosklerose und Zahnkaries weitgehend verschont, diese Leiden nahmen jedoch zu parallel mit der Denaturierung der Kost und der Stagnierung der Darmfunktion.

Wie wirkt nun die Getreideernährung auf den mittleren, den Brustbereich? Wird die Gesundheit von Herz und Lungen durch die Körnerkost beeinflußt? Eine Antwort ist zu finden, wenn wir untersuchen, wie diese Ernährungsweise auf die bisher behandelten Gebiete wirkt, auf das Nerven-Sinnes-System und den Stoffwechsel-Gliedmaßenzusammenhang. Vom Haupt gehen Kräfte des Abbaus, der Mineralisierung, aber auch der Durchformung aus. Diese Abbauprozesse werden vom Getreide in natürliche Bahnen gelenkt, die Formkräfte, wie wir sahen, angeregt. Das wirkt sich heilsam auf die Lungen aus. Rudolf Steiner weist darauf hin, daß sich die Lungentuberkulose in Europa erst ausbreiten konnte, nachdem das Getreide als Hauptnahrungsmittel durch die Kartoffel entthront worden war.

Herz- und Kreislauf dagegen werden mehr vom Magen und Darm her beeindruckt; die Stoffwechselprozesse haben die Tendenz, sich nach oben auszubreiten, und bedrängen das Herz. Hier wirkt das Getreide regulierend. Was von Menschen, die mit der vollwertigen Getreideernährung beginnen, oftmals als unangenehme Folge bemerkt wird, wie Blähungen und Völlegefühl, kann bei Gewöhnung bald überwunden werden, besonders mit Hilfe von Gewürzkräutern sowie durch gründliches Kauen und langsames Essen von nicht zu großen Portionen.

Wie in dem Kapitel über den Rhythmus bereits gezeigt wurde, sind Atem- und Pulsfrequenz in einer bestimmten Funktionsordnung aufeinander abgestimmt. Es darf in diesem Zusammenhang noch einmal erwähnt werden, daß durch Getreidegerichte eine Harmonisierung dieser Verhältniszahl eingeleitet wird. Im Hinblick auf den Herzrhythmus ist es angebracht, den Magnesiumgehalt der Körnerfrucht zu erwähnen; denn das Magnesium spielt eine wesentliche Rolle für die gesunde Funktion des Herzens. Die weit verbreiteten Herzstörungen, die bis zum Herzinfarkt führen können, beruhen oftmals auf dem Magnesiummangel der gebräuchlichen Zivilisationskost.

Auf einen weiteren Effekt der Getreidekost ist noch hinzuweisen: Der Mensch lernt durch sie, das rechte Maß beim Essen zu finden. Er spürt, wann er aufhören sollte, er weiß zu unterscheiden zwischen Nahrungsmitteln, die ihm förderlich sind und solchen, die ihm schaden; kurum: Es wächst in ihm wieder ein gesunder Nahrungsinstinkt.

Die sieben Getreide

Wir können sieben Getreidearten unterscheiden. Diese Zahl hat sich nicht zufällig ergeben, so wenig zufällig es ist, daß das Licht im Regenbogen siebenfältig erscheint, sich sieben Töne zur Oktave erheben, sieben Tage eine Woche ausmachen und sieben Planeten am Himmel kreisen.

Die einzelnen Arten des Getreides sind: Weizen, Roggen, Gerste, Hafer, Hirse, Reis, Mais.

Der Buchweizen gehört nicht zur Familie der Getreide, sondern zu den Knöterichgewächsen. Er blüht mit zart getönten Blüten, die gerne von Bienen besucht werden. Wir schätzen ihn als eine wertvolle Körnerfrucht.

Der Dinkel ist eine Weizenart. In der Milchreife geerntet und auf Holzfeuer gedarrt, kommt er unter dem Namen Grünkern in den Handel.

Es soll nun von jedem Getreide ein kurzes Wesensbild entworfen werden. Daran anknüpfend ist zu fragen, wie die Ernährung mit den einzelnen Getreiden helfen kann, die Alterungsvorgänge im Menschen in die rechten Bahnen zu lenken. Hierbei wird auch auf die allgemeine Wirksamkeit der Getreide hinzuweisen sein.

Die vorliegende Reihenfolge der Getreidearten wurde gewählt, weil die ersten drei, Weizen, Roggen und Gerste, eine ausgewogene Mittelstellung einnehmen. Dagegen bringen die anderen vier besondere Eigenarten zur Geltung; sie lassen sich den vier Temperamenten des Menschen zuordnen und dienen der Bevölkerung auf den verschiedenen Kontinenten des Ostens, Westens, Nordens und Südens bevorzugt zur Nahrung. Es läßt sich folgende Gruppierung aufstellen:

	Hafer	
	Roggen	
Mais	Weizen	Reis
	Gerste	
	Hirse	

Der Weizen

Der Weizen ist am weitesten auf der Erde verbreitet. Wegen seiner Bedeutung für den Weltmarkt werden unter intensivstem Einsatz der Forschung Weizensorten gezüchtet, die auf Kunstdüngergaben hervorragend ansprechen und Rekordernten liefern. Hinzu kommt, daß sich der Weizen in der Müllerei und den Backbetrieben beliebig manipulieren läßt. Torten, Brötchen und Teigwaren aus blütenweißem Mehl lenken die Lust am Essen in bestimmte Bahnen. Eine Entartung in dieser Richtung trat in der Geschichte überall da auf, wo eine Kultur zerfiel. In unserer Zeit ist sie zu überwinden, indem wir uns einem Weizen zuwenden, der von gesunden Böden stammt und aus vollem Korn verarbeitet wird.

Weizen in rechter Weise zubereitet, ist leicht verdaulich. Der menschliche Organismus wird durch ihn in harmonischer Weise ernährt. So sagt man auch, der Weizen sei das bevorzugte Getreide in der Ernährung des geistig Tätigen. Er begleitet den Menschen auf seinem Lebensweg durch alle Altersstufen, ist sowohl für den Säugling als auch für den Greis geeignet. Er wirkt auf alle Organbereiche ein.

Der Roggen

Dieses Getreide ist kraftvoll im Wuchs und in der Wurzelbildung. Es gedeiht noch auf kargen Böden, wo der Weizen verkümmert. Auch läßt es sich in größeren Höhen der Mittelgebirge gut anbauen. Ja, wir finden den Roggen sogar imHochgebirge, wie zum Beispiel am Fuße des Matterhorns in einer Höhe von 2000 Metern.

Als Nahrungsmittel verlangt der Roggen vollen Einsatz der Verdauungskraft. Aber andererseits gewinnt der Mensch auch Kräfte durch die Roggennahrung; keine andere Speise stärkt ihn so wie das Roggenbrot. Roggen vermittelt Formkräfte bis in die Strukturbildung der Wirbelsäule hinein. Auf diesem Gebiet liegt heute eine ausgesprochene Schwäche vor; Ärzte klagen: Kaum ein junger Mensch hat noch eine fehlerfreie Wirbelsäule. Und vielleicht besteht da ein Zusammenhang mit der Tatsache, daß nur wenige Menschen „Rückgrat“ zeigen, wenn es gilt, sich gegenüber den Zwängen der herrschenden öffentlichen Meinung zu behaupten.

Mangelhafte Formkräfte machen sich bisweilen in einer heiseren Stimme bemerkbar. Das ist oft ein Problem in der Pubertät oder im höheren Alter. Hier sind Speisen aus Roggen hilfreich. Wir sollten aber dem älteren Menschen den Roggen in leicht verdaulicher Form verabreichen, am besten als Thermogrütze, die durch einen milden Wärmeprozeß aufgeschlossen und stabilisiert wurde. Ferner kann der Roggen durch Gewürze bekömmlicher gemacht werden. Bei schwerer Verträglichkeit hat sich das Kochen in Kümmeltee bewährt.

Durch die Anregung der Formkräfte werden auch Herz und Lungen gestärkt. Das ist bei den Alterungsprozessen, die in der Lebensmitte einsetzen, von großer Bedeutung. Die bessere Strukturbildung und Durchblutung des Herzmuskels wirkt einem Infarkt entgegen.

Schließlich ist noch anzumerken, daß der Roggen durch seinen Reichtum an Kalium die Leber stützt, jenes Hauptstoffwechselorgan, das durch die Zivilisationsschäden vielfältig strapaziert wird.

Die Gerste

Die Gerste war in der Antike das Hauptgetreide der Griechen. In der Blütezeit der griechischen Kultur wurde auf Attika fast ausschließlich Gerste angebaut. Bei Homer wird sie als einziges Getreide mit Namen genannt und als das „Mark der Männer" gepriesen. Aber auch bei der Beschreibung des Opfermahles für die Göttin Demeter wird die Gerste erwähnt. Sie diente jedoch nicht nur den Kriegern zur Kräftigung, sondern auch den Philosophen als eine Speise, die die intellektuellen Fähigkeiten stützt. In dieser Hinsicht wurde sie von Platon und auch in der Schule des Pythagoras, wo strenge diätetische Regeln eingehalten wurden, hoch geschätzt.

Bei Ernährungsversuchen in unserem Arbeitskreis hat es sich gleichfalls immer wieder bestätigt, daß die Gerste die Nerven-Sinnesfunktionen anregt und die Konzentrationsfähigkeit fördert. Das ist auf den starken Kieselprozeß zurückzuführen, der sich in den langen Grannen der Pflanze ausdrückt, sowie auf die kräftige Mineralisierung des Korns.

Die Kieselprozesse wirken, wie beim Roggen beschrieben, stärkend auf das Bindegewebe und die durch dieses vermittelten Formkräfte. Daher ist die Gerste auch bei Haltungsschwäche und Bandscheibenschäden zu empfehlen.

Die Stoffwechselvorgänge im Nerven und Muskel sind an einen Zuckerprozeß gebunden, der in der Gerste, wie die Malzbildung zeigt, besonders kräftig veranlagt ist. Hinzu kommt in den Randschichten des Korns der reiche Gehalt an Vitamin B_1. Ohne dieses kann der Zucker in Muskel und Nerv nicht abgebaut werden.

Die Gerste bildet beim Kochen reichlich Schleim. Diese Eigenschaft ist zu nutzen bei Erkrankungen im Magen-, Darm- und Lungengebiet. Auch bei schweren akuten Magen-Darm-Erkrankungen wird der reine Gerstenschleim (s. Rezeptteil) gut vertragen. Er hat den großen Vorteil, daß beigefügte Frischsäfte, die allein zu stark reizen würden, im Schleim gleichsam eingehüllt durchaus bekömmlich sind.

Auch dem älteren Menschen, der bisweilen über Schwäche der Verdauungsorgane zu klagen hat, wird eine Kur mit reizvoll gewürztem Gerstenschleim wohltun. Als Übergang zur Normalkost eignet sich fein geschrotete Gerste in den verschiedenen Verarbeitungsformen, gegebenenfalls als Thermogerste.

Der Hafer

Im Hafer begegnen wir dem Getreide der nördlichen Breiten Europas. Er gedeiht am besten in der kühlen Feuchte des dortigen Seeklimas. Dabei entwickelt er einen verborgenen Feuerprozeß, der sich in dem hohen Fettgehalt ausdrückt und die Menschen, die sich vom Hafer ernähren, impulsiert. Es heißt ja auch im Volksmund, wenn einer übermütig vorprescht: den sticht der Hafer. In diesem Sinn ordnen wir den Hafer dem cholerischen Temperament zu. Und lebte nicht auch in den Völkern Nordeuropas viel Unternehmungsgeist, Tatkraft und mutvolles Draufgängertum? Denken wir an die Wikinger und all die jungen germanischen Stämme, die sich in der Völkerwanderung ständig in Bewegung setzten. Sie wurden von den Römern Haferesser genannt.

Im Lebenslauf des Menschen gehört der Hafer zunächst zur aufsteigenden Jugendphase der Entfaltung. Doch möchten wir ihn dem Menschen von der Lebensmitte an — gerade dann, wenn die Leistungsfähigkeit nachläßt — besonders empfehlen. Der Hafer enthält das wertvollste Eiweiß unter den Getreiden; er vermittelt bedeutende Vitalkräfte.

Bei der im Alter häufigen Antriebsschwäche kann er aktivierend wirken und damit ein notwendiges Prinzip unterstützen, nämlich: neue Initiativen zu ergreifen.

Eine weit verbreitete Störung unter älteren Menschen ist die Neigung zu Diabetes. Das Kohlenhydrat im Hafer hat einen Insulin sparenden Effekt. Darüber hinaus wird durch den Hafer die Insulinproduktion der Bauchspeicheldrüse angeregt — also eine echte Heilwirkung!

Wir können den Hafer auf verschiedene Weise zubereiten. Bekannt sind insbesondere das Bircher-Müsli und der Porridge, wie er in England gebräuchlich ist. Für den älteren Menschen ist das „Habermus“ sehr bekömmlich. Das ist ein Brei oder eine Suppe aus gedarrtem, feingeschrotetem Hafer (s. Rezepte). Auch mit ganzem Korn — wie Reis gekocht — oder als Auflauf, Backling, Plätzchen weiterverarbeitet lassen sich aus dem Hafer schmackhafte und bekömmliche Gerichte bereiten.

Die Hirse

Der aufgelockerte Fruchtstand mit den gleichsam versprühenden Rispen und die winzigen, beweglichen Körner dieser Getreideart sprechen etwas von ihrem Wesen aus. Wie der Hafer cholerische Eigenschaften im Menschen anregt, so hat die Hirse Beziehungen zum sanguinischen Temperament. Das kommt in einem alten Hochzeitsbrauch zum Ausdruck; man tat der Braut Hirse in die Schuhe und wollte damit sagen: Bewege dich, sei regsam, lebendig und schnell, halt die Augen auf, übersieh kein Staubkörnchen! Mit anderen Worten: Benimm dich sanguinisch!

Die ursprüngliche Heimat der Hirse ist der Süden. Die Afrikaner sind vorwiegend Sanguiniker, sie tanzen und bewegen sich gerne. Aber auch in unseren Breiten fand die Hirse Eingang. Ortsnamen wie Hirsau und Familiennamen wie Hirsenegger künden davon. Die Hirse wirkt stark auf die Haut mit ihren Anhangsgebilden, die Haare und Nägel, sowie auf die Sinnesorgane. Ferner regt sie Wärmeprozesse im Organismus an. Diese Eigenschaft ist in einem alten Segensspruch des Abtes Ekkehard von St. Gallen ausgedrückt: Möge die Hirse dir nicht das Fieber und die Hitze bringen. In früherer Zeit gingen gefürchtete Krankheiten um, die mit Fieber verbunden waren, wie Pest, Cholera,

Lungenentzündung. Heute wird die zivilisierte Menschheit von Leiden heimgesucht, die keine Fieberzustände mit sich bringen, zum Beispiel Krebs, Arteriosklerose, Herzinfarkt, Diabetes und Rheuma. Ja, man hat den Eindruck, daß für den Menschen unserer Tage Temperaturerhöhungen gerade wohltuend sind, und bedauert, daß durch die Impfungen und das allzu leichtfertige Umgehen mit Antibiotika Fieber verhindert bzw. unterdrückt wird. Das entspricht einer bedrohlichen Zeittendenz in der Lebenshaltung. Die Menschen können sich schwer für etwas innerlich begeistern und wirklich erwärmen; der kühle, berechnende Intellekt dominiert. Hinzu kommt mangelhafte körperliche Bewegung und eine Ernährung mit Produkten, die wenig von kosmischen Wärmekräften durchwirkt sind und synthetische Zusätze enthalten. Dadurch können Kälteherde im menschlichen Organismus entstehen. In dieser Situation kann die Ernährung mit Hirse von hoher gesunderhaltender Bedeutung sein. Insbesondere gilt dies, wenn in der absteigenden Phase des Lebens ein Rückgang der Wärmeprozesse mit Erstarrung und Verfestigung droht.

Dann ist es aber auch zu begrüßen, wenn die Funktionen der Sinne und der Haut angeregt werden. Denn der älter werdende Mensch läßt ja in seinem Wahrnehmungsvermögen nach; seine Haut wird trocken und unlebendig, die Haare drohen auszufallen und die Nägel werden brüchig. Die Hirse kann durch den heilsamen Zusammenklang der Kiesel- und Wärmeprozesse solchen Regressionen entgegenwirken. Der heutige Mensch braucht eine derartige Stütze, da er einer ständigen Reizüberflutung durch die Umwelteinflüsse ausgesetzt ist.

Die Hirse ist stark von Fluorprozessen durchwirkt. Nach einer Statistik, die von Kollath erwähnt wird, besitzt sie den höchsten Fluorgehalt unter den Getreiden[39]. Es werden 0,111 mg % Fluor angegeben, der Hafer folgt mit 0,025 mg %. Diese Substanz findet sich im Kern der Hirse, nicht in der harten Schale, die entfernt werden muß. Der hohe Fluorgehalt ist zur Verhütung der Zahnkaries von Wert.

Der Reis

Die Reispflanze entwickelt wie der Hafer und die Hirse keine geschlossenen Ähren, sondern aufgelockerte Rispen. Bemerkenswert ist die reiche Bestockung mit 20 bis 30 Seitentrieben, so daß aus einem ausgesäten Reiskorn 1000 bis 3000 Körner heranreifen können. Bei unseren heimischen Getreidearten, die sich weniger stark bestocken, ist das Verhältnis vom Ertrag zur Saatgutmenge weitaus geringer.

Der Reis braucht viel Wasser und Wärme. Er gedeiht daher nur in Ländern mit tropischem oder subtropischem Klima. Auch müssen die Felder überflutet werden, damit die heranwachsenden jungen Pflanzen von Wasser umspült sind.

Das Reiskorn enthält weniger Eiweiß als Weizen und Roggen, doch ist das Eiweiß nicht auf die Randschichten beschränkt, sondern durchwirkt den Stärkekörper. Durch die innige Durchmischung von Eiweiß und Kohlenhydrat ist der Reis leicht verdaulich und besonders nahrhaft. Doch fehlt das Klebereiweiß, so daß er sich nicht zum Backen eignet und man ihn zu den typischen Breigetreiden zählt.

Wie Gerste und Hafer bildet der Reis beim Kochen reichlich Schleim. Daher ist er bei Magen-Darmverstimmungen, besonders bei Durchfällen, ein erprobtes Heilmittel.

Gegenüber den starken nährenden Kräften ist allerdings im Reiskorn die Mineralisierung weniger veranlagt als bei Weizen, Roggen und Gerste. Das ist schon aus der verhältnismäßig schwachen Wurzelbildung der Pflanze abzulesen. Wie dargestellt wurde, stützen sich beim Menschen die Tätigkeiten im Nerven-Sinnesbereich auf Mineralisierungsprozesse, während dagegen die Eiweißbildung die Vitalprozesse vermittelt. Somit kann die Reisnahrung vorwiegend den Kräfteaufbau des Organismus unterstützen, aber weniger die substantielle Voraussetzung schaffen für die Entfaltung eines wachen Bewußtseins, die sich im Nerven-Sinnesbereich vollzieht. Vergleichen wir die Mentalität des typischen Reisessers, des Asiaten, mit der des westlichen Menschen, so zeigt sich: Dieser ist mit seiner dominierenden Verstandestätigkeit viel stärker mit der Erde verbunden als der mehr im Seelenhaften lebende Mensch des Ostens. Das Brot aus Roggen und Weizen und der Gersten- und Haferbrei bieten ihm dazu die erforderliche Ernährungsgrundlage[40].

Der Mensch in der zweiten Lebenshälfte wird die aufbauenden Nährkräfte und die leichte Verdaulichkeit von Reis gerne nützen. Sie bietet dem älteren Menschen zudem den Vorteil, die Ausscheidung zu fördern und das Strömen des Flüssigkeitsorganismus anzuregen. Dafür eignet sich der Reis durch seine enge Beziehung zum Element des Wassers. Eine Reisdiät ist eine erprobte Hilfe bei Stauungen in den Geweben, Kreislaufstörungen, erhöhtem Blutdruck und Nierenschwäche. Auch wer an Gewicht abnehmen möchte, wird mit Erfolg einige Reistage einlegen.

Zu welchem Temperament hat der Reis Verwandtschaft? Das Wasser, der Schleim ist das Element, zu dem das Phlegma gehört. Der Name kommt ja aus dem Griechischen und bedeutet „das Schleimige". Und in der Tat ist der Reisesser, der Asiate, in seiner Grundveranlagung Phlegmatiker. Er nimmt an dem stürmischen Vorwärtsdrängen des westlichen Menschen nur zögernd Anteil, er ist stark in alten Traditionen, Bluts- und Familienzusammenhängen verhaftet, er hat die Fähigkeit, kontemplative Betrachtung, die zur Meditation führt, zu pflegen.

In der absteigenden Phase seines Lebens wird der Mensch zwar nicht aufhören, Aktivitäten zu entfalten, er wird aber auch dafür offen sein, daß sich eine ruhevolle Feierabendstimmung in seinem Leben ausbreiten kann. Dazu ist ein veredeltes phlegmatisches Temperament vonnöten. In diesem Sinn wird er den Reis zu schätzen wissen.

Der Mais

Der Mais ist ein seltsames Getreide. Auf den ersten Blick meint man, daß er gar nicht zur Familie der Sieben gehört. Wir vermissen bei ihm die fein durchgestaltete Form und die zum Licht strebenden Ähren. Statt dessen tritt uns die Pflanze in gigantischem, plumpem Wuchs entgegen. Die Spitze ziert nur ein Wedel von Staubgefäßen, während der eigentliche Fruchtstand, der Kolben, dem Schweregesetz der Erde folgend unter den breiten, massigen Blättern verborgen bleibt.

Die Bevölkerung Amerikas lebt vorwiegend von Mais. Sie ist stark mit ihrer Heimaterde verbunden. Besonders in den USA werden auch die später eingewanderten Europäer ungewöhnlich rasch von der Kraft dieses gewaltigen Kontinentes angezogen und geprägt. Die Maispflanze ist ein Bild für diese erdhafte Prägung.

Fragen wir nun, wie wir es bei Hafer, Hirse und Reis taten, nach dem vorherrschenden Temperament, so werden wir auf das Erdelement und mit ihm auf die Melancholie gewiesen. Die Gesichter der Rothäute muten uns ernst und alt an. Vielleicht ist der Alkoholismus, dem heute viele Indianer verfallen sind, vor diesem Hintergrund zu sehen? Und selbst das „keep-smiling“ des modernen Amerikaners und das so leidenschaftlich von ihm angestrebte und sogar in der Verfassung verbürgte Recht auf Glück kann eigentlich nur von Melancholikern, die des Glücks als einer natürlichen Veranlagung entbehren, in dieser Form demonstriert werden.

Im Maiskorn spielt sich ein starker Zuckerprozeß ab. Daher läßt sich aus Mais „Dextropur-Traubenzucker“ gewinnen. Maizena ist die Handelsbezeichnung für entöltes Maismehl; reine Maisstärke ist unter dem Namen Mondamin bekannt. Sehr beliebt sind die blattdünn gewalzten und gerösteten Maisflocken, die Cornflakes.

Es gibt auch einen sogenannten Zuckermais, der jedoch mehr den Charakter von Gemüse hat.

Das Maiskorn ist frei von Kleber (Gluten, Gliadin). Daher läßt sich aus reinem Maismehl kein Brot backen; es ist notwendig, eine bestimmte Menge von Weizen zuzusetzen, damit der Teig aufgeht. Mit Hilfe des Backferments von Hugo Erbe (s. Kap. Küchenpraxis) kann die Menge von Weizen stark reduziert werden.

Das Fehlen des Gliadins im Eiweiß bringt indessen auch einen großen Vorzug mit sich: Produkte aus Mais gelten als unentbehrliches Diätetikum bei Allergien gegen Getreideeiweiß. Diese Krankheitsformen treten in letzter Zeit gehäuft auf, wie Sprue oder Zöliakie, die mit heftigen Entzündungen der Darmschleimhaut einhergehen.

Der Mais wird meist als Brei oder Grütze gegessen. Dabei haben die verschiedenen Völker besondere Spezialitäten entwickelt. Der Italiener genießt seine „Polenta“, der Rumäne die „mamaliga“, der Mexikaner die „Tortilla“ und der Nordamerikaner seine „homing“. Der Name „Kukuruz“ stammt aus dem Türkischen. Er ist wohl entstanden aus einem Lockruf für Vögel, denen man Maiskörner als Futter hinstreute. Alle Originalgerichte aus Mais werden stark gewürzt. Dadurch soll das Korn aus seiner Schwere erlöst werden.

Die Analyse des Maiskorns ergibt auf der anderen Seite einen großen Reichtum an Karotin. Wir freuen uns auch über die goldgelbe Farbe der Maisgerichte. Der ältere Mensch wird den Mais in schmackhafter und bekömmlicher Zubereitung gerne in seinen Speiseplan aufnehmen.

Zusammenfassend sei betont: Der moderne Mensch kann durch die Siebenfalt der Getreide etwas von der Mentalität der Völker des Erdenrunds erfahren im Sinne eines weltweiten Bewußtseins. Vielleicht werden dabei auch Beziehungen geschaffen zu den Anlagen der Temperamente im eigenen Wesen, die es ja im harmonischen Ausgleich einer Mitte zu entwickeln gilt, auf daß sie in den entsprechenden Lebenssituationen fruchtbar angewendet werden können.

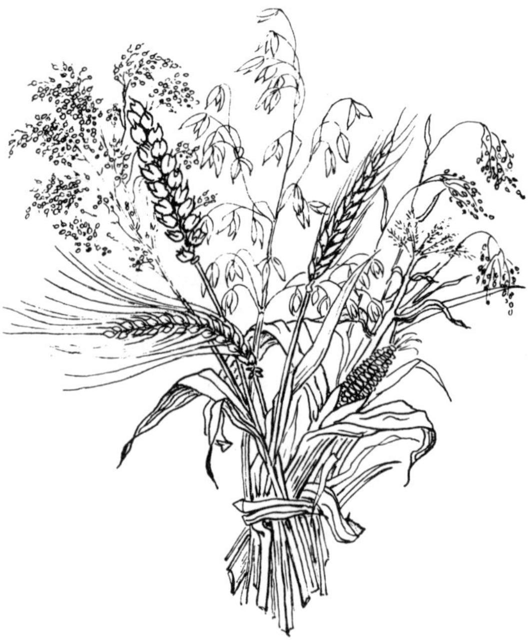

Das Brot

Die edelste Speise, die der Mensch aus dem Getreide bereitet, ist das Brot. Es gilt uns als Urbild eines Nahrungsmittels. Daher kann es in der vierten Bitte des Vaterunsers stellvertretend für die Wohlfahrt des Leibes gelten.

In der Geschichte der Getreideernährung folgte der Breikost zunächst das Fladenbrot und dann das gegorene Sauerteigbrot. Die heute in ernährungsbewußten Kreisen geübte Bereitung des Brotes mit Backferment nach Hugo Erbe oder mit Honig-Salz beruht ebenfalls auf einer Gärung des Teiges. Das gilt auch für das Hefebrot.

Beim Brotbacken werden die vier Elemente Erde, Wasser, Luft und Feuer einbezogen, die wiederum mit den vier Wesensgliedern des Menschen verbunden sind. Das Mehl ist Repräsentant des Irdisch-Festen. Es wird mit Wasser zu einem Teig verknetet, dann wird in der Gärung das Luftelement einbezogen, schließlich wird das Brot im Feuerelement des Ofens gebacken. Damit sind physischer Leib, Ätherleib, Astralleib und Ich des Menschen angesprochen (s. S. 14).

Die Gärung des Teiges ist ein natürlicher Prozeß, der mit Hilfe von Bakterien und Hefen in Gang kommt. Dabei bildet sich ein sogenannter Sauerteig, der zu einer lockeren Masse aufgeht und dann gebacken wird. Dieser Prozeß muß beim klassischen Sauerteigbrot durch mehrere Stufen geführt werden, wobei angerührtes Mehl oder Schrot immer wieder frisch zugesetzt wird. Mit Hilfe des Backferments nach Hugo Erbe kann der Vorgang intensiviert und abgekürzt werden, ohne daß die Qualität leidet. Im Gegenteil: das Brot gewinnt an Geschmack und Bekömmlichkeit. Ähnlich ist es mit dem Honig-Salzbrot. Auch hier bedient man sich wie beim Backferment der Nektarhefen des Honigs.

Das sehr verbreitete Hefebrot erreicht dieses Ziel nicht. Bei seiner Bereitung wird meist Preßhefe verwendet, eine intensive Konzentration von Hefezellen. Ihre Züchtung erfolgt meist auf Melasse, der zur

Nährstoffanreicherung anorganische Substanzen und Säuren zugesetzt werden. Die Prozesse sind insofern einseitig, als die Bäckerhefe eine Monokultur ist und nur wenige Inhaltsstoffe im Mehl, die die Hefe für ihre Vermehrung benötigt, aufgeschlossen werden. In fast allen heutigen Bäckereien hat man das Verfahren der natürlichen Gärung verlassen als zu arbeitsaufwendig und zeitraubend. Man stellt in einem gesonderten chemischen Fabrikationsprozeß einen sogenannten „Kunstsauer" her, mit dessen Hilfe der Teig rasch backfähig wird. Dieser stammt meist von einem Getreide, das mit chemischem Dünger gezogen wurde. Vom Kunstdünger auf den Feldern geht es also zum Kunstsauer in der Backstube. Hinzu kommen dann noch weitere chemische Zusätze wie Schimmelverhütungsmittel. Die Frage ist nur: Was bleibt von einer Qualität des Lebendigen? Wird hier nicht gewissermaßen aus Steinen Brot gebacken?

Es ist in unserer Zeit immer mehr Hausfrauen oder auch Männern ein Bedürfnis, selbst Brot zu backen. Mit diesem Tun ist eine besondere Stimmung verbunden; das Anschneiden eines selbstgebackenen Brotes ist für die Familie stets ein Ereignis.

Mit Hilfe des Backfermentes lassen sich auch schmackhafte Vollkornbrötchen, Stollen, Kleingebäck, Torten und Kuchen herstellen. Das ganze Backwesen ist auf eine neue zeitgemäße Stufe zu heben. Warum müssen Kuchen und Torten aus dem entwerteten Weißmehl zubereitet werden? Der Umgang mit unserem edelsten Nahrungsmittel, dem Getreide, verlangt in jeder Weise Verantwortungsbewußtsein. Das bedeutet nicht spartanische Enthaltsamkeit und freudeloses Essen und Trinken. Im Gegenteil: Die Lust an einer vollwertigen, phantasiereich und geschmackvoll hergestellten Speise vermittelt ein tieferes und nachhaltigeres Erlebnis als ein fades und denaturiertes Produkt.

Belastet durch die Gewohnheiten unserer in vieler Hinsicht dekadenten Zivilisation müssen wir eine neue Fähigkeit des Schmeckens erüben. Das gilt es besonders zu bedenken, wenn die Alterungsprozesse in der zweiten Lebenshälfte einsetzen. Man baut ja mit jedem Willensentschluß an seiner eigenen und der Welt Zukunft. Da ist jegliches Tun verbindlich und bedeutungsvoll, besonders ein Vorgang, bei dem so tief ein Geistiges in die leiblich-stofflichen Abläufe eingreift wie bei der Ernährung. Am Umgang mit dem täglichen Brot kann uns das bewußt werden.

Milch und Milchprodukte

Gleich dem Getreide gehört auch die Milch zu den Grundnahrungsmitteln des Menschen. Doch wird oft die Frage aufgeworfen: eignet sich die Milch auch noch zur Ernährung des Menschen in Lebensmitte und Alter, da sie doch eigentlich für das heranwachsende Jungwesen bestimmt ist?

In dieser Hinsicht läßt sich die Milch durchaus mit dem Getreide vergleichen. Denn wie das Korn auf der ganzen Welt nicht nur den Sinn hat, eine neue Pflanze hervorzubringen, sondern vor allem dazu ausersehen ist, den Menschen mit dem täglichen Brot zu ernähren, so sind die Milchtiere auch in urfernen Zeiten gezüchtet und seitdem als Haustiere gehalten worden, um dem Menschen dieses universelle Grundnahrungsmittel Milch zu spenden. Unter einer großen Zahl von Getreidekörnern ist nur eines zum Keimen bestimmt. So reicht auch ein verhältnismäßig geringer Teil der Milch zur Aufzucht eines Jungtieres aus, während eine Fülle bleibt, um dem Menschen als Nahrung zu dienen.

Daher wurde auch die Kuh als Repräsentant eines Milchtieres in Indien heilig gehalten; sie genoß göttliche Verehrung und durfte nicht geschlachtet und als Fleischtier genutzt werden. Auch bei uns gehört die Haltung von Kühen zu einem bäuerlichen Hofwesen mit dazu; vor allem sind wir auch auf den Dünger dieser Tiere zur Erhaltung der Fruchtbarkeit der Felder angewiesen. Und was wäre unsere Kulturlandschaft mit ihren Wiesen und Weiden ohne die Kühe!

Für den vegetarisch lebenden Menschen tauchen noch andere Probleme auf. Da wird zunächst oftmals die Frage gestellt: Nehmen wir mit der Milch nicht etwas vom Wesen des Tieres zu uns? Rudolf Steiner unterscheidet deutlich das Blut als den Träger des Seelischen und die Milch als die Substanz, die frei von seelischen Elementen nur das Leben in sich trägt. Das Blut gehört ganz zum Innensein des Organismus. Gelangt es durch eine Verletzung an die Außenwelt, gerinnt es sofort. Die Milch dagegen ist nur für Äußeres geschaffen. Sie strömt frei hinaus, ganz der Aufgabe hingegeben, andere Wesen mit ihrer Lebenskraft zu nähren.

Die Bedeutung der Milch als einem universellen Nahrungsmittel bringt Rudolf Steiner aus seiner geisteswissenschaftlichen Schau in einem Vortrag vor Pädagogen zum Ausdruck: „Sehen Sie, am meisten die Muttermilch, aber Milch und Milchprodukte überhaupt, sie wirken so auf den Menschen, daß sie ihre Wirksamkeit in gleichmäßiger Art auf den ganzen Menschen erstrecken, alle Organe kommen gewissermaßen in einer gewissen Harmonie zu ihrem Rechte durch Milch und Milchprodukte. Dagegen haben die anderen Nahrungsmittel die Eigentümlichkeit, daß jedes einzelne auf ein besonderes Organsystem einen überwiegenden Einfluß hat ... Bei der Milch kommt der ganze Mensch in Betracht; bei irgendeinem andern Nahrungsmittel ein einzelnes Organsystem."

Die Milch vermittelt dem Menschen in einzigartiger Weise die Bildekräfte des Lebendigen. Ernährung mit Milch baut auf. Das ist von Bedeutung, wenn in der Lebensmitte die Alterungs- und Abbauprozesse einsetzen. In diesem Sinn empfiehlt Rudolf Steiner den Milchverzehr für den alten Menschen.

Wie die Milch dem kleinen Kinde hilft, ein menschliches Erdengeschöpf zu werden, es zum Erdenbürger macht, so kann sie auch den erwachsenen Menschen in ein gesundes Verhältnis zu seiner irdischen Hülle und allen irdischen Verhältnissen bringen. Das kann bei der spirituellen Entwicklung von Bedeutung sein, wenn der Mensch in Gefahr gerät, zu stark vom Irdischen fortzustreben. Rudolf Steiner sagt dazu in einem Vortrag[41]: „... Damit wir nicht gar zu sehr die seelische Entwicklung anstrebende Sonderlinge werden, damit wir nicht entfremdet werden menschlichem Fühlen, menschlichem Treiben auf der Erde, ist es gut, wenn wir uns als Wanderer auf der Erde in einer gewissen Weise beschweren lassen durch den Milchgenuß und durch den Genuß von Milchprodukten. Und es kann sogar eine ganz systematische Trainierung sein für einen Menschen, der nicht nur in der Lage ist, sozusagen immer nur in den spirituellen Welten zu leben und dadurch erdenfremd zu werden, sondern der daneben Aufgaben auf der Erde zu erfüllen hat, es kann eine systematische Trainierung sein, nicht bloß Vegetarier zu sein, sondern Milch und Milchprodukte daneben zu genießen. Dadurch wird er seinen Organismus, seine physische Hülle erdenverwandt, menschheitsverwandt machen, aber nicht so an die Erde fesseln, mit Erdensein beschweren, wie das der Fall ist durch den Fleischgenuß."

Hier wird von Rudolf Steiner also deutlich unterschieden zwischen der Wirksamkeit einer Ernährung mit Milch oder mit Fleisch. Für den älteren Menschen ist es von großem Wert, mit seinem geistig-seelischen Wesen in der rechten Weise seine physische Hülle zu ergreifen. Er darf sich einerseits durch den Fleischgenuß nicht zu stark an den Leib binden lassen, zum anderen aber muß er ein gesundes Verhältnis zu den Erdenverhältnissen pflegen mit Hilfe des Leibes. Dabei kann ihm die Ernährung mit Milch hilfreich sein.

Wenden wir uns nun nach diesen geisteswissenschaftlichen Betrachtungen dem substantiellen Aufbau der Milch zu. Es wird allgemein anerkannt, daß die Milch ein besonders hochwertiges Nahrungsmittel ist, das fast alle Nährstoffe enthält, die der Mensch zum Leben braucht. Das sind im einzelnen: Eiweiß, Fett, Kohlenhydrat (Milchzucker), Mineralstoffe und Vitamine. Das Milcheiweiß ist sehr hochwertig, weil in ihm alle Aminosäuren enthalten sind, die der menschliche Organismus als Anregung braucht, um sein individuelles Eiweiß aufbauen zu können.

In einem halben Liter Vollmilch sind ca. 17,5 g. Protein (Eiweiß) enthalten. Das Milcheiweiß zeichnet sich durch eine leichte Verdaulichkeit aus. Hier ist es dem Fleischeiweiß eindeutig überlegen. Hinzu kommt eine erhebliche Preisgünstigkeit. Man hat berechnet, daß z. B. das Eiweiß der Leberwurst nahezu 20mal so teuer ist als das biologisch hochwertige Milcheiweiß in Form von Buttermilch oder anderen Formen von Sauermilch[42].

Das *Fett* ist in der Milch in Form einer sogenannten Emulsion gelöst. Das heißt, es ist in winzigen Fettkügelchen verteilt, die in der Flüssigkeit schwimmen. Durch mikroskopische Verfahren hat man die Anzahl dieser Kügelchen berechnet und gefunden, daß in der Kuhmilch 1,5—3,0 Milliarden pro ml anzutreffen sind[25]. Dadurch wird die Oberfläche der Milch ungeheuer vergrößert. Das hat eine Bedeutung für die leichte Verdaulichkeit; denn die feinsten Tropfen bieten mit ihrer großen Oberfläche einen guten Angriff für die Verdauungssäfte.

Durch das Homogenisieren versucht man, diese Eigenschaft noch zu steigern. Die Milch wird dabei mit großer Geschwindigkeit durch winzige Düsen gedrückt und die Fettkügelchen weiter aufgespalten. Diese Maßnahme bedeutet einen starken Eingriff in das Lebensgefüge der Milch. Es mag der sahnige Geschmack und das Verhindern des Aufrahmens bestechend sein; die Bildekräfte des Lebendigen werden jedoch zerstört. Das tritt auch in den Kupferchloridkristallisationsbildern von G. Schmidt überzeugend in Erscheinung[25].

Das *Kohlenhydrat* der Milch tritt in der Form des Milchzuckers auf. In einem Liter Kuhmilch sind etwa 48 g Milchzucker enthalten. Der Milchzucker ist für die Ausbildung des Gehirns des Neugeborenen von Wert. Ferner vergären ihn die Darmbakterien zu Milchsäure, und diese Substanz hat die Aufgabe, ein gesundes Darmmilieu zu erhalten. Bei der Herstellung von Sauermilchprodukten handelt es sich stets um eine Vergärung des Milchzuckers zu Milchsäure.

Von den *Mineralstoffen* hat in der Milch die größte Bedeutung der Kalk. Die Milch ist eine der kalkreichsten Substanzen überhaupt. In einem halben Liter Milch sind 590 mg Kalzium enthalten. Das ist fast $^3/_4$ des Tagesbedarfs für den Menschen, der auf 800 mg geschätzt wird.

Durch den Kalk wird die Milch zu einer Erdennahrung; durch ihn vermittelt sie Festigkeit und eine gesunde Erdenschwere. Mit zunehmendem Alter ist der Kalkstoffwechsel des Menschen oftmals gestört. Der Knochen wird entkalkt, es kommt zum Krankheitsbild der Osteoporose. Dafür tritt der Kalk bei der Arteriosklerose an Stellen auf, wo er nicht hingehört.

Hier kann die Milch als kalkreiches Nahrungsmittel die Prozesse im Menschen regulieren. Aber es ist nicht allein der Kalk, der hierbei wirksam ist. Die Milch enthält auch Phosphor, und zwar in einer Menge, die gut auf den Kalzium-Gehalt abgestimmt ist. Beide Stoffe sind für den Aufbau und die Erhaltung der Knochen, aber auch der Zähne unbedingt notwendig.

Als dritte Mineralsubstanz ist das Magnesium zu nennen. Es ist Träger lichtätherischer Kräfte. Wir erwähnten es als den Hauptbestandteil des Blattgrüns, in dem die Photosynthese geleistet wird. Im menschlichen Organismus ist die Funktion der sogenannten Reizleitung zwischen Nerv und Muskulatur an Magnesium gebunden. Auch hier ist ein Lichtwirken geistiger Art beteiligt. Besonders empfindlich reagiert der Herzmuskel, wenn die Magnesiumprozesse gestört sind. Bei dem weit verbreiteten Magnesiummangel in der Nahrung sollten wir neben dem Verzehr von Getreide, grünen Blattsalaten und Gemüse auch der Milch unsere Aufmerksamkeit schenken, obwohl die analytischen Werte gering sind.

Die Qualität der Milch ist abhängig von der Haltung und Fütterung der Kühe. Wenn irgend möglich, sind die Kühe auf die Weide zu treiben. Das hat den Vorteil, daß die Tiere bewegt werden und aus Licht kommen. Durch die biologisch-dynamische Düngung der Wiesen entsteht eine vielfältige Pflanzengemeinschaft, eine sogenannte Kräuterweide. Von dem hochwertigen Heu erhalten die Kühe auch im Winter ihr Futter, so daß noch in der dunklen Jahreszeit genügend Lichtqualitäten aufgenommen werden und sogenanntes Kraftfutter nicht notwendig ist.

Von der Art der Fütterung wird das Aroma der Milch geprägt. Silagefutter beeinträchtigt stark den Geschmack, während durch Futter von der Kräuterweide die Milch ein liebliches Aroma erhält.

In der Molkerei wird die Milch besonderen Bearbeitungsverfahren unterworfen. Sie wird zunächst zum Reinigen zentrifugiert, nach amtlich anerkannten Verfahren erhitzt und dann erneut gekühlt. Diese Bearbeitung ist vorgeschrieben. In den meisten Fällen erfolgt auch noch das schon erwähnte Homogenisieren und die Einstellung des Fettgehaltes.

Vorzugsmilch und die direkt vom Erzeuger auf seinem Hof an den Verbraucher abgegebene sogenannte Rohmilch sind weder erhitzt noch molkereimäßig bearbeitet worden. Für die Abgabe von Rohmilch braucht der bäuerliche Betrieb eine amtliche Genehmigung. Wer Vorzugsmilch verkaufen will, muß besondere Anforderungen erfüllen.

Das gebräuchliche Wärmeverfahren ist das Pasteurisieren. Hierbei wird die Milch auf 72 Grad für 30 Sekunden erhitzt.

Durch Ultrahocherhitzung erhält man die sogenannte H-Milch (haltbare Milch). Das Verfahren besteht in einer Erhitzung auf 135 bis 150 Grad für wenige Sekunden. Die H-Milch enthält keine vermehrungsfähigen Keime mehr und ist in ungeöffneten Packungen bei Zimmertemperatur mindestens 6 Wochen haltbar.

Das Sterilisieren erfolgt unter ähnlichen Bedingungen wie das Einkochen im Haushalt. Die Milch wird für 30 Minuten auf 111 Grad erhitzt. Dadurch ist sie ungeöffnet bei Zimmertemperatur sogar ein halbes bis ein Jahr haltbar.

Das Aroma der Milch wird durch die Hocherhitzung und das Sterilisieren erheblich beeinträchtigt. Auch ist eine bedenkliche Denaturierung mit Veränderung der Inhaltstoffe in Kauf zu nehmen. Die Milch hat ihre Eigenschaft als ein hochwertiges Lebensmittel verloren.

Sauermilchprodukte

Die Säurung der Milch ist ein natürliches Verfahren, das wir nicht zu Unrecht als Veredelung bezeichnen können. Denn die Milch wird durch das Säuern leichter verdaulich und zudem von den meisten erwachsenen Menschen, besonders im höheren Alter, wegen des angenehm säuerlichen Geschmacks der üblichen Konsummilch vorgezogen.

Was geht bei der Säurung vor? Durch Einwirkung von Milchsäurebakterien wird ein Teil des Milchzuckers in Milchsäure verwandelt. Diese veranlaßt, daß sich das Kalzium vom Kasein löst und letzteres als zusammenhängende Masse gerinnt.

Es sind nun zwei Arten von Milchsäure zu unterscheiden, deren Bezeichnung sich allgemein eingebürgert hat. Man spricht von rechtsdrehender und linksdrehender Milchsäure. Was ist darunter zu verstehen? Die Begriffe weisen auf das Verhalten gegenüber dem polarisierten Licht hin. Die Milchsäure ist optisch aktiv, d. h. sie vermag einen Lichtstrahl von seiner geraden Bahn abzulenken und ihn nach rechts oder links zu drehen. Im menschlichen Organismus entsteht fast nur rechtsdrehende Milchsäure, zum Beispiel in der Muskulatur bei körperlicher Arbeit. Sie wird durch ein besonderes Enzym abgebaut, das für die linksdrehende fehlt. Nun entsteht durch bestimmte Bakterien in Sauermilchprodukten wie Joghurt auch linksdrehende Milchsäure, die für den Organismus in größeren Mengen eine Belastung ist, da sie zu langsam abgebaut wird und Übersäuerung des Blutes verursacht. Man nimmt daher heute auf diese Tatsache Rücksicht und verwendet bei der Sauermilchherstellung Bakterienstämme, die keine linksdrehende

Milchsäure bilden. Stellt man im Haushalt Dickmilch her, so kann man beruhigt sein; denn in frisch gesäuertem Zustand entsteht vorwiegend rechtsdrehende Milchsäure. Erst nach längerem Stehenlassen bildet sich dann mehr linksdrehende Milchsäure. Zur Sicherheit empfiehlt es sich, zur Ansäuerung der Milch einen Eßlöffel von Milchprodukten mit rechtsdrehender Milchsäure zu verwenden; denn die Ausgangsbakterien sind entscheidend dafür, welche Art der Milchsäure später entsteht.

In der Vorzugsmilch sind nur wenige Keime anwesend, die sich bei der Kühlung nicht vermehren. Das erschwert die Säuerung. Nur eine bestimmte Gruppe von Mikroorganismen, die sogenannten Eiweißspalter, vertragen die Kühlung. Durch sie wird die gesäuerte Milch bitter. Wir können uns dadurch helfen, daß wir die Milch auf 37 Grad erwärmen und sie nach einer Impfung wie beschrieben an einem warmen Ort sauer werden lassen, am besten in einem Steinguttopf.

Ein ideales Sauermilchgetränk ist die *Buttermilch*. Sie wird bei der Verbutterung von Rahm als Nebenprodukt gewonnen. Sie enthält nur 0,1—0,3 % Fett, aber nahezu alle Mineralsalze und das gesamte Milcheiweiß.

Kefir ist eine im Geschmack spritzige Sauermilch. Zu ihrer Herstellung werden sogenannte Kefirknöllchen verwendet, die u. a. aus Hefepilzen bestehen. Sie erzeugen geringe Mengen an Kohlensäure und Alkohol in einer Stärke von 0,2—1 %.

Ein sehr zu empfehlendes Sauermilcherzeugnis ist die *Schwedenmilch*, die mit einer besonderen Bakterienkultur aus Skandinavien geimpft wird.

Zu Joghurt raten wir, wie beschrieben, nicht. Dagegen werden für den *Bioghurt* andere Milchsäurebakterien als beim Joghurt gebraucht, zum Beispiel der „rechtsdrehende" Lactobazillus acidophilus.

Quark ist ein vielseitig zu verwendendes Sauermilchprodukt. Auch bei ihm sollte man um Demeterqualität bemüht sein. Noch besser: man bereitet sich den Quark selbst. Dabei gewinnt man zudem noch die *Molke*, ein ausgezeichnetes Diätikum, mit Vorteil auch beim Brotbacken zu verwenden.

Unter die in aller Welt verbreiteten Milchprodukte sind wohl die *Käse* zu rechnen. In Demeterqualität stehen einige wertvolle Sorten zur Verfügung. Schmelzkäse lehnen wir wegen des Phosphatgehalts ab. Als Hart- und Schnittkäse bieten sich an: Emmentaler (aus Rohmilch gewonnen), abgelagerte Käse wie Appenzeller, Bergkäse, Greyerzer, Gouda (frei von Nitraten). Als Weichkäse empfehlen wir Brie, Camembert mit guter Ausreifung, Steinbuscher, Münsterländer, Limburger. Sauermilchkäse sind bei hohem Salzgehalt oft weniger zu empfehlen.

Die Butter gehört zu den wertvollsten Fetten, da in ihr alle Fettsäuren ausgeglichen und harmonisch enthalten sind.

Unsere Betrachtungen der Milch und Milchprodukte zusammenfassend dürfen wir zum Ausdruck bringen, daß diese Nahrungsmittel hervorragend geeignet sind, die Alterungsprozesse zu regulieren und auszugleichen. Milchprodukte erstrecken ihre Wirksamkeit auf den ganzen Menschen. Sie vermitteln in einzigartiger Weise die Bildekräfte des Lebendigen und können daher den Abbauprozessen entgegenwirken. Hinzu kommt eine vielseitige Verwendungsmöglichkeit.

Die Gemüse

Während unsere Grundnahrungsmittel, die Getreide und Milchprodukte, den Menschen in seiner Ganzheit, gewissermaßen an Haupt und Gliedern nähren, sind die Gemüse vielfach differenziert und in ihrer Wirkung auf einzelne Organbereiche beschränkt.

Die Fülle der einzelnen Arten läßt sich ordnen im Sinne der dreifach gegliederten Pflanze. So unterscheiden wir:

1. Wurzel- und Knollengemüse
2. Gemüse von Blatt und Stengel
3. Gemüse aus der Blüten- und Fruchtregion

Zur ersten Gruppe gehören *Wurzeln* wie Möhren, Steckrüben, Pastinaken, Schwarzwurzeln, Rote Bete, Sellerie, Rettich, Teltower Rübchen. *Knollen:* Topinambur, Kartoffeln.
In der zweiten Gruppe sind gebräuchlich die *Blattgemüse* Spinat, verschiedene Kohlarten, Fenchel, Blattsalate und die *Stengelgemüse* Chicoree, Lauch, Spargel, Mangold, Rübstiel, Kohlrabi.
In der dritten Gruppe finden wir als *Blüten*sprossen Blumenkohl, Rosenkohl, Brokkoli, Artischocke, sowie als Unreife *Fruchthüllen* grüne Erbsen, grüne Bohnen, als *Früchte* Tomaten, Auberginen, Kürbis, Gurken, Zuchetti, Paprika, Melonen.

Die Gemüse ernähren den Menschen durch die lebendige Struktur ihrer Bildekräfte. Diese bewirken in den Pflanzen vielseitige stoffliche Bildungen mit den Nährsubstanzen Eiweiß, Fett, Kohlenhydrate und vor allem Mineralien. Auch hinterläßt die nährende Lebenskraft des Ätherischen im Gemüse eine deutliche Spur durch seine Konkretisierung in den sogenannten Vitaminen. All diese Nahrungsenergien entfalten sich in einer unendlichen Vielfalt und Fülle. So können dem menschlichen Organismus im Ernährungsprozeß Anregungen verschiedenster Art vermittelt werden. Das lassen auch die analytischen Daten mit den hohen Werten von Mineralien und Vitaminen erkennen. Der Kaloriengehalt dagegen ist niedrig — ein weiterer Vorteil im Hinblick auf die Ernährung des älteren Menschen; denn wir stellten bereits fest: Der Bedarf an Kalorien nimmt im Alter ab.

Wie wirken nun die verschiedenen Arten von Gemüse auf die einzelnen Bereiche des menschlichen Organismus? Lassen sich grundsätzliche Ordnungen erfassen, die eine Hilfe sein können im Konzipieren einer alle Bereiche umfassenden Diätetik? Aufbauend auf den Forschungsergebnissen Rudolf Steiners, hat es sich bewährt, die Dreigliederung der Pflanze in Beziehung zu bringen zu einer Dreigliederung des menschlichen Organismus.

Blicken wir zunächst noch einmal auf die drei Glieder der Pflanze, nach denen wir die Gemüse einteilten: Wurzel, Stengel und Blatt, Blüte mit Frucht und Samen. Diese drei Bereiche entfalten jeweils besondere Qualitäten und treten auch in unterschiedlicher Weise mit ihrer Umwelt in Beziehung. Die Blüte mit ihrer Frucht- und Samenbildung gibt sich am stärksten den Licht- und Wärmekräften hin und entwickelt dabei den regsten Stoffwechsel. Die Wurzel dagegen verbindet sich mit dem dunklen, feucht-kühlen Erdreich und setzt sich dort mit dem mineralischen Element auseinander. Zwischen diesen beiden polaren Gegensätzen des Oben und Unten vermitteln Blatt und Stengel; sie sind sowohl mit den kosmischen Kräften als auch mit dem Erdhaften verbunden. Die Alchimisten des Mittelalters sprachen von dem Element des Merkurialen, das zwischen dem Sal-(Salz-)Pol der Erde und dem Sulfur (Schwefel)-Feuerpol des Sonnenhaften ausgleicht. Das Sal-Prinzip waltet in der Wurzel, der Sulfur in Blüte, Frucht und Samen, der Merkur schließlich in Blatt und Stengel.

Die gleichen Funktionsbereiche können wir auch im Menschen unterscheiden. Auch bei ihm dominiert jeweils in einem Bereich ein Sal-, Sulfur- und Merkurprinzip. Jedoch sind im Menschen die Pole umgekehrt angeordnet: Der sulfurige Stoffwechsel-Bereich ist der untere. So wird die Möglichkeit gewonnen, ungestört durch ihn, oben im Haupt Bewußtseinskräfte zu entfalten. Denn diese sind dem Leben enthoben, das sich im Stoffwechselbereich durch Austausch der Nährstoffe zwischen Außen und Innen abspielt. Die Entfaltung von Bewußtsein, im menschlichen Haupt zentriert, stützt sich vorwiegend auf ein Sal-Prinzip, das der Wurzel verwandt ist. Und wie sich im Blatt die rhythmische Mitte ausdrückt, so lebt in den menschlichen Brustorganen die Begegnung eines Oben und Unten sowie eines Außen und Innen.

Im Blatt vollziehen sich Atmung und Strömen der Flüssigkeit in rhythmischer Folge; auch die Anordnung der Blätter spiegelt ein rhythmisches Prinzip. In gleicher Weise sehen wir im Brustraum des Menschen die rhythmisch arbeitenden Organe für Atmung und Kreislauf. Und auch in der Formung der Rippenbögen lebt wie in den Blättern ein rhythmisches Element.

Sind derartige Gedanken ein müßiges Spiel, oder können sie Anregungen für die Ernährungspraxis geben? Unsere Erfahrungen haben gezeigt, daß sich mit solchen Einsichten sehr wohl eine Ernährungspraxis aufbauen läßt. Denn: Mit Wurzelgemüse rege ich Tätigkeiten im Nerven-Sinnessystem an, mit Blatt- und Stengelgemüse erreiche ich Herz und Lungen, mit Blüten-, Frucht- und Samenhaftem aktiviere ich den Aufbau der Stoffwechselorgane.

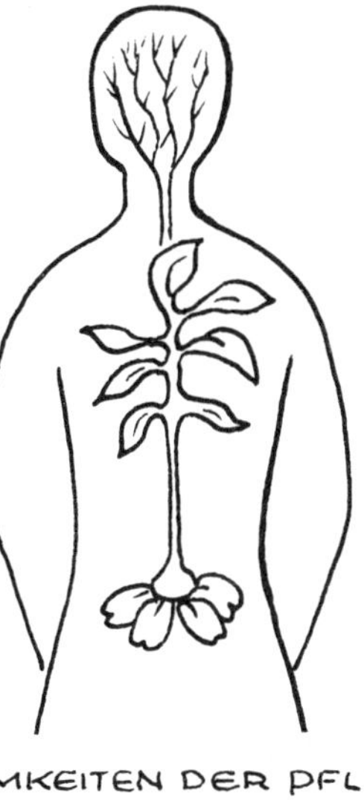

DIE WIRKSAMKEITEN DER PFLANZLICHEN BILDEKRÄFTE IM MENSCHEN

Freilich werden wir uns vor einem starren Schematismus hüten und die beschriebenen Zuordnungen nicht zu eng fassen. Oft wirken ja auch verschiedene Prinzipien zusammen. So ist die Möhre zwar eine typische

Wurzel; die rotgoldene Farbe und die Süße sind jedoch Kennzeichen einer Frucht, so daß wir die Möhre auch als „Fruchtwurzel" bezeichnen können.

Bei der Zubereitung wird es gut sein, sich um Ergänzungen zu bemühen und bei einem typischen Wurzelgemüse das Blattelement etwa durch Petersilie, die Blütenqualität durch etwas Honig und die Samenkräfte durch Fenchel, Kümmel, Senfkörner oder Öl zur Geltung zu bringen.

Darüber hinaus sollten wir stets im Bewußtsein haben, daß eine Ernährung erst dann vollwertig sein kann, wenn in der Hauptmahlzeit die ganze dreigegliederte Pflanze vertreten ist.

Höchste Aufmerksamkeit ist auf die Zubereitung der Gemüse zu lenken. Einen Teil geben wir vor dem Hauptgang als Rohkost. Schon hier fällt es nicht schwer, alle Bereiche der Pflanze mit Wurzel, Blatt und Frucht einzubeziehen. Zum Beispiel aus dem Wurzelbereich eine fein geriebene Möhre, Sellerie, Pastinake oder Radieschen. Blätter, die zur Rohkost geeignet sind, bieten sich in Fülle an. Neben Kopfsalat, Feldsalat, Endivien, Kresse läßt sich auch Spinat fein hacken und als Chlorophyllspender verwerten. Im zeitigen Frühjahr hält die Natur dann die ersten Wildkräuter bereit wie Löwenzahn, Brennessel, Scharbockskraut, Giersch, Schafgarbe, Gänseblümchen und vieles andere mehr. Auch Chicorée ist mit seiner zarten Bitternis als Rohkost sehr beliebt. Nicht zu vergessen sind die Kohlarten, besonders das so heilkräftige Sauerkraut.

Den Frucht- und Samenbereich lassen wir vertreten sein durch geschnitzelte Äpfel oder Orangen, Zitronensaft, sowie gemahlene Mandeln oder Nüsse.

Die milchgesäuerten Gemüse

Das Verfahren der milchsauren Gärung wird seit alten Zeiten geschätzt, weil man mit ihm auf natürliche, schonende Art verschiedene Produkte haltbar machen kann. Doch handelt es sich dabei nicht nur um eine Konservierung, bei der man wie üblich eine wenn auch geringe Werteinbuße gegenüber dem frischen Erzeugnis in Kauf nehmen muß, vielmehr wird bei dieser Methode eine Qualitätsverbesserung erreicht, ja wir dürfen von einer Veredelung sprechen.

Für den Menschen unserer Zeit gewinnen von der Lebensmitte ab die milchgesäuerten Gemüse eine hervorragende Bedeutung; denn die Milchsäure übernimmt eine zentrale Funktion bei der Regulierung der Abbau- und Aufbauprozesse im Organismus. Sauernahrung ist eine Hilfe für die geschwächten Verdauungsorgane der älteren Menschen. Im Magen, wo in diesem Alter oftmals Störungen der Sekretion zu beklagen sind, werden die Verhältnisse durch milchsaure Gärprodukte harmonisiert. Das heißt: Einer mangelhaften Salzsäureproduktion wird aufgeholfen oder ein Überschuß an Säure gedämpft; eine Aktivierung der Bauchspeicheldrüse entlastet alle Verdauungsorgane. Die Milchsäurebakterien binden nicht nur Fäulnis in den Produkten, sondern auch im Darm. Dadurch wird ein gesundes Darmmilieu geschaffen und die Darmflora saniert. Die Darmperistaltik wird auf natürliche Weise angeregt — bei der weit verbreiteten Ostipation ein wünschenswerter Effekt.

F. Eichholtz weist auch auf die Bedeutung der Milchsäure bei der Krebstherapie und -vorsorge hin und bezieht sich dabei auf eindeutige naturwissenschaftliche Fakten[43].

Das Gärgemüse dient nicht nur dazu, daß wir uns mit ihm sättigen, vielmehr genügen schon kleinere Mengen, um heilsame Prozesse einzuleiten.

Was geht nun im Gemüse bei der milchsauren Gärung vor? Diese Methode ist ganz aus den Abläufen des Lebens gewonnen. Wenn wir eine Substanz aus den lebendigen Zusammenhängen herausnehmen und sich selbst überlassen, verrottet oder verfault sie. Das wird dadurch bewirkt, daß kleinste Lebewesen, die Mikroorganismen, die Stoffe zersetzen.

Bei den Gärprozessen auf Milchsäurebasis verwendet man zunächst Salz, dessen konservierender Charakter seit altersher benutzt wird. Sodann wird das Gemüse fest eingepreßt, um Luftzutritt zu verhindern. Dadurch wird die Umsetzung der Erzeugnisse in ganz bestimmte Bahnen gelenkt, die vollkommen anders sind, als wenn man das Produkt sich selbst überläßt. Es wird der Boden geschaffen, auf dem sich eine bestimmte Art von Mikroorganismen ansiedeln kann, die Milchsäurebakterien. Diese leiten eine Gärung ein, die mit der Bildung von Milchsäure einhergeht. Die Milchsäure hat eine konservierende Wirkung, sie verhindert Fäulnis oder das Abgleiten in eine alkoholische Gärung. Doch müssen Bedingungen vorhanden sein, in denen die Milchsäurebakterien gedeihen können. Es muß verhindert werden, daß Mikroorganismen die Oberhand gewinnen, die zur Bildung von Essigsäure, Buttersäure und anderen meist übelriechenden Stoffwechselprodukten führen. Man spricht dann davon, daß die Gärung „umkippt".

Die Fähigkeit der Milchsäurebakterien, Fäulnisbakterien auszuschalten, wirkt sich auch im gesunden Darm aus. Dort sind diese erwünschten Kleinlebewesen angesiedelt und lassen Fäulnisbakterien nicht aufkommen. Das zeigt sich eindrucksvoll bei einem gesunden, mit Muttermilch ernährten Säugling. Er hat einen säuerlich-aromatisch riechenden Stuhl mit jener Art von Bakterien, die durch Milchsäure entstehen.

Dadurch, daß die Milchsäurebakterien schädliche Mikroorganismen nicht aufkommen lassen, haben sie eine desinfizierende Wirksamkeit. So lassen sich durch milchsaure Gärprodukte Magen-Darminfektionen verhüten. Eine weitere bemerkenswerte Eigenschaft der Milchsäurebakterien besteht in ihrer starken Reduktionskraft. Reduktion ist das Gegenteil von Oxydation, jenes Vorgangs, bei dem Sauerstoff aufgenommen wird und eine Umwandlung bewirkt, die einer Verbrennung ähnelt. Meist sind Oxydationsprodukte biologisch weniger wirksam oder gar unwirksam — so zum Beispiel der Übergang von ungesättigten zu gesättigten Fettsäuren oder der Abbau von Vitamin C, der Ascorbinsäure. Durch Reduzierungsvorgänge mit Hilfe der Milchsäure werden diese Oxydationen verhindert oder rückgängig gemacht. Hierzu gehört die besondere Fähigkeit der Bakterienflora, im Gärgemüse oxydierte Ascorbinsäure (Vitamin C), die unwirksam geworden ist, in die wirksame Form zurückzuverwandeln. Das trifft vor allem für Sauerkraut zu, bei dessen Herstellung nach anfänglicher Oxydation mit Rückgang der Ascorbinsäure nun im Zuge der Reifung ein erheblicher Anstieg der Werte erfolgt, durch Reduktion. Das Sauerkraut gilt ja als ein sehr Vitamin-C-reiches Nahrungsmittel.

Auf den Mineralreichtum des Gärgemüses wurde bereits hingewiesen. Hier ist besonders der hohe Kaliumgehalt zu erwähnen. Wegen des häufigen Kaliummangels in Zellen und im Blut ist eine Kaliumzufuhr mit der Nahrung wünschenswert. Der Komplex Kalium—Kalzium—Magnesium, wie er in den milchsauren Produkten vorkommt, wird zum Gegenspieler des Natriums (Kochsalz). Er wirkt auf das Gewebe entwässernd, harntreibend und entzündungswidrig. Daraus ergeben sich viele Indikationen für die Diätetik mit Gärgemüse, insbesondere auch eine Erhöhung der Widerstandskraft gegen Infektionen.

Die Milchsäuregärung spielt im menschlichen Organismus im Vergleich zu den anderen Abbauprozessen eine besondere Rolle. Die Milchsäure wird zum größten Teil in den Aufbauprozeß von Glykogen einbezogen. Sie geht wieder in den Kreislauf des Lebens ein, was weder dem Alkohol noch anderen Substanzen wie Essigsäure und Buttersäure möglich ist. So vermag die Milchsäure die Polarität von Abbau und Aufbau zu verbinden. Diese beiden Prozesse lösen einander in ständigem Wechsel ab. Das eine fordert das andere: ein Grundprinzip im menschlichen Organismus, das mit dem Altern zusammenhängt (s. S. 20). Die Milchsäure geht zwar aus einem Abbau hervor, aber sie regt den Aufbau an. Sie nimmt daher in diesen Prozessen, die in der zweiten Lebenshälfte von so großer Bedeutung sind, eine Schlüsselstellung ein.

Folgendes Gemüse kann gesäuert werden:

Weiß- und Rotkohl	Zwiebeln
Blumenkohl	Sellerie
Wirsingkohl	Tomaten
Rote Bete	Pastinaken
Möhren	Mairüben
Wachs- und Brechbohnen	Rettich
Gurken	

Als Gewürze zum Säuern eignen sich:

Kümmel	Koriander	Bohnenkraut
Senfkörner	Wacholderbeeren	Zwiebeln
Meerrettich	Lorbeerblatt	Knoblauch
Dill	Estragon	Gewürznelke
Nelkenpfeffer	Himbeerblätter	schwarzes Johannisbeerblatt

Eine praktische Anleitung zur Milchsäuregärung mit vielen Rezepten findet der Leser in dem vortrefflichen Buch von Annelies Schöneck[44].

Zum Abschluß dieses Kapitels sei ein milchgesäuertes Getränk erwähnt, das in Rußland und Polen als „Kwass“ bekannt ist. Das slawische Wort bedeutet „Säure“. Es ist eine Sammelbezeichnung für gegorene saure Getränke von vielfältiger Art. Man verwendet Wurzelgemüse oder Äpfel, Birnen und Beeren mit Zusatz von Mehl (oft aus gemälzter Gerste und Roggen) oder altes Sauerteigbrot, mit verschiedenen Gewürzen. Durch Zufügen von Sauerkrautsaft wird die milchsaure Gärung eingeleitet. Das Ergebnis ist eine Kombination von alkoholischer und Milchsäuregärung, wobei die letztere überwiegt.

Früchte und Samen

Das Wort Frucht weist über das hinaus, was es gegenständlich meint. Wir sind gewöhnt, es als Sinnbild für Erreichtes zu gebrauchen, wenn wir sagen: Das ist die Frucht eines langen Lebens. Oder wir klagen enttäuscht: All unser Mühen war fruchtlos. Vielleicht denken wir auch an das Gleichnis aus der Bibel, wo der Christus den Feigenbaum verflucht, weil er keine Frucht trägt. Stets geht es darum: Die Welt oder andere Menschen brauchen Früchte gleichsam zu ihrer Nahrung. Für sie sind die Früchte unserer Arbeit bestimmt, nicht für uns selbst.

Das Wort Same meint etwas anderes als das Wort Frucht. Es hat auch symbolische Bedeutung, aber es hat etwas Zukünftiges im Sinn, das im Augenblick nur als Möglichkeit verborgen ist, als Keim. Der Same hat alles noch vor sich, er soll werden. Die Frucht dagegen ist bereits geworden, ist fertig. Das Schicksal des Samens ist noch ungewiß, wenn in ihm auch der Bauplan der künftigen Pflanze vorgezeichnet ist. Doch kann er, wie das Gleichnis vom Sämann zeigt, unter Dornen ersticken, auf einem steinigen Weg in der Hitze verdorren oder auf gutem Acker aufgehen und tausendfältige Frucht bringen.

Aufgang der Saat und Reifen der Früchte hängen indessen nicht nur von der Hand des Menschen ab. Erntedankstimmung wendet sich an höhere Mächte.

Dieser in geistige Dimensionen reichende Wortgehalt von Frucht und Same hebt die Naturobjekte aus dem alltäglichen Gebrauch hinaus und kann vielleicht einen Hintergrund bilden für das, was nunmehr dem Vorhaben dieses Buches entsprechend über sie zu sagen ist.

Edle Früchte gehören zu den begehrtesten Nahrungsmitteln. Sie sind heutzutage in eindrucksvoller Größe, Farbigkeit und ohne jeglichen äußeren Makel durch den gewöhnlichen Handel zu haben. In verschwenderischer Fülle liegen Pfirsiche auf dem Markt, von denen die Werbung behauptet, solche Exemplare hätten früher nur die Tafel von

Herzögen und Fürsten geziert. Das mag, rein nach dem äußeren Anblick geurteilt, zutreffen. Doch der Schein trügt zumeist. Kostet man solch eine bestechend ausschauende Frucht, so ist man oft zutiefst betroffen und enttäuscht von dem faden wäßrigen Aroma, das nur bisweilen von etwas Künstlichem, Fremdartigem getönt ist. Der Geschmack hält nicht das, was das Äußere verspricht.

Biologisch gezogene Früchte sehen zwar nicht immer makellos aus, erfreuen uns aber durch eine unaufdringliche Süße, saftige Fülle und duftiges Aroma. Sie sind leider etwas höher im Preis als die übliche Handelsware. Denn obwohl bei ihnen die chemischen Spritzmittel eingespart werden, sind zur Qualitätsverbesserung viele Pflegemaßnahmen mit persönlichen Handgriffen nötig. Sich selbst überlassen gibt die Natur eine derartige Qualität nicht mehr her.

Was erhebt nun die Frucht zu dieser besonderen Stellung im Pflanzenreich? Warum ist sie ausgezeichnet durch diese Fülle kostbarer Eigenschaften wie Süße, Aroma und Saftigkeit?

Nach der Metamorphosenlehre Goethes ist die farbenfrohe Blüte der Pflanze eine Steigerung gegenüber dem grünen Laubblatt und eine erneute Entfaltung nach der Zusammenziehung im Kelch. Nach dem Blühen erfolgt im Entwicklungsgang der Pflanze wieder ein Zurücknehmen der Ausbreitung, eine Konzentration der Kräfte im Pollen und den Fruchtanlagen, eine Art Einatmung. Erst nach dieser Involution setzt mit dem Anschwellen der Frucht eine erneute, letzte Steigerung der Evolution ein, einer Ausatmung gleich. Erst wenn die Fruchtbildung ausgelebt ist, konzentriert sich das Wesen der Pflanze erneut, nunmehr im Samen: ein letzter Akt ihres Werdens, aber zugleich auch Ansatz für eine neue Lebensgestalt. Ein Gedicht von Rainer Maria Rilke kann dieses Ausbreiten und Zurücknehmen ahnungsvoll in seiner ganzen Tiefe erleben lassen.

Die Frucht

Das stieg zu ihr aus Erde, stieg und stieg
und war verschwiegen in dem stillen Stamme
und wurde in der klaren Blüte Flamme,
bis es sich wiederum verschwieg.

Und fruchtete durch eines Sommers Länge
in dem bei Tag und Nacht bemühten Baum,
und kannte sich als kommendes Gedränge
wider den teilnahmsvollen Raum.

Und wenn es jetzt im rundenden Ovale
mit seiner vollgewordnen Ruhe prunkt,
stürzt es, verzichtend, innen in der Schale
zurück in seinen Mittelpunkt.

Wie wird die Fruchtbildung bei manchen Pflanzenfamilien, wie zum Beispiel den Rosengewächsen, in oft so großartiger Weise ermöglicht? Dadurch, daß Säfte aus dem unteren Bereich in jene Region strömen, wo die Pflanze die beschriebene Steigerung aller Stoffwechselprozesse erfährt. Hier werden nun mit Hilfe der Licht- und Wärmekräfte des kosmischen Umkreises jene süßen und aromatischen Substanzen gebildet, die uns in den Früchten so erfreuen. Um den Säftestrom aufnehmen und zu einer saftigen Frucht ausbilden zu können, muß jedoch der Fruchtknoten in die Sphäre von Blatt und Stengel eintauchen, er muß unterständig sein, wie der botanische Fachausdruck lautet. Mit sogenannten oberständigen Fruchtknoten bringt es die Pflanze nur zu trockenen Nüßchen oder Samen.

Entsprechend dem Bau des Fruchtknotens und seinem Verhältnis zum Blütenboden unterscheiden wir bei den Rosengewächsen Beerenfrüchte sowie Kern- und Steinobst. Die Beerenfrüchte bilden das Fruchtfleisch durch ihren Blütenboden. Dieser schwillt an und trägt zum Beispiel bei der Erdbeere auf seiner Oberfläche zahlreiche kleine Fruchtknoten. Zu den Beerenfrüchten der Rosengewächse gehören neben der Erdbeere die Himbeere und Brombeere. Die Stachelbeere und die rote und schwarze Johannisbeere zählen zu den Steinbrechgewächsen. Heidelbeere und Preiselbeere sind Glieder der Familie der Heidekräuter. Der Weinstock bildet eine eigene Familie, die Weinrebengewächse. Beim Kernobst geht die Frucht aus Blütenboden und Fruchtknoten hervor. Der Fruchtknoten, der aus fünf Fruchtblättern zusammengesetzt ist, wird zum Kerngehäuse. In dessen fünf Fächern sind zwei braune Samen enthalten. Der Blütenboden dagegen liefert das Fruchtfleisch. Wir zählen zu den Kernobstgewächsen Apfel, Birne, Quitte, Weißdorn und Eberesche.

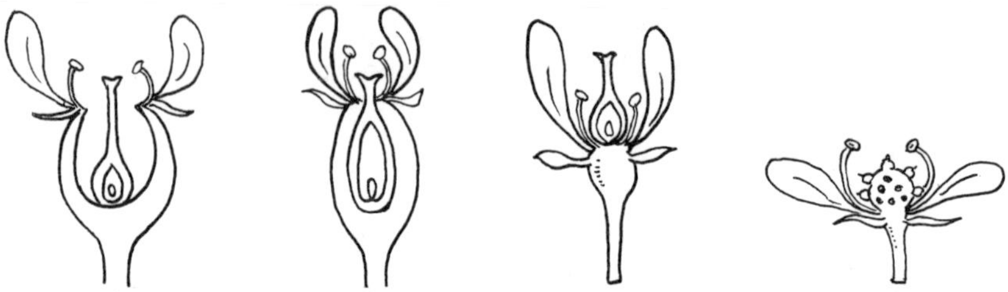

1 2 3 4

Unterständiger Fruchtknoten — Oberständiger Fruchtknoten — Gewölbtes Blütenbecken aufsitzend viele Fruchtknoten

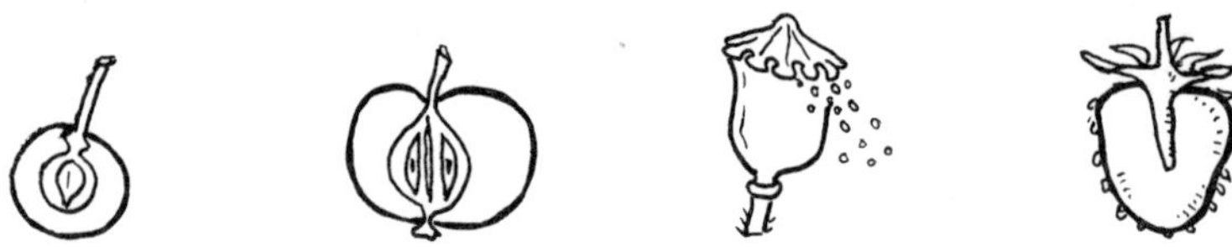

Steinobst Kirsche — Kernobst Apfel — Samenkapsel Mohn — Beerenobst Erdbeere

Die Steinobst-Gewächse sind die reinste Form einer Frucht. Der Fruchtknoten steht isoliert und frei auf einem breiten kelchförmigen Blütenboden, mit dem er nicht verwachsen ist. Aus ihm bildet sich die Frucht. Nehmen wir das Beispiel einer Kirsche: Die Wand des Fruchtknotens spaltet sich in drei Schichten: eine äußere, abziehbare Haut von auffallender Färbung — je nach Sorte gelblich mit roten Backen oder rot bis fast schwarz — eine saftige, süße, fleischige Mittelschicht und eine zum Stein verhärtete Samenanlage. Zu den Steinobstgewächsen gehören außer der Kirsche die Pflaume, die Zwetschge, die Mirabelle, der Pfirsich, die Aprikose und die Schlehe.

Welche Bildekräfte wirken in den Früchten? Welche Substanzen werden aufgebaut, zusammengefügt und angereichert? Was in den Früchten erscheint, ist das Ergebnis der Tätigkeit aller vier Ätherarten. Im Erd- und Blattbereich drücken sich der Lebensäther und der chemische Äther aus. Das Wasser, in dem zahlreiche Mineralien und Spurenelemente aus der Erde gelöst sind, bietet das Medium für die chemischen Prozesse, die in den Blättern zur Stärke- und Eiweißbildung führen und viele weitere Umsetzungen bedingen. Im Blatt gesellt sich ferner die Fettbildung hinzu. Das alles wird nun in die Fruchtregion geleitet und wirkt dort bei den Stoffwechselprozessen mit.

Die Vorgänge in Blüte und Frucht sind vornehmlich vom Licht- und Wärmeäther bestimmt; die vom Lebensäther und vom chemischen Äther veranlagten Prozesse werden hier zur Reife gebracht. Nun entstehen aromatische Fruchtsäuren, ätherische Öle, verschiedene Zuckerarten, Vitamine, Wachse, Harze und zarte Eiweißverbindungen. All diese Bildungen können nur in der Sonnenwärme ausreifen. In einem kühlen Sommer und Herbst fehlt den Früchten das Aroma und die Süße.

Die Früchte spielen in der Kost des Menschen eine ganz besondere Rolle. Sie enthalten wenig Nährsubstanzen, regen aber die Stoffwechselprozesse im Innern des Organismus, die stets mit Abbau und Aufbau verbunden sind, stark an. Sie haben also eine dynamische Funktion, sie aktivieren und beschleunigen die Erneuerungsvorgänge im Zellgewebe. Die feinen Blutgefäße werden durch Obstdiät von abgelagertem „Eiweißmüll" befreit und das Herz wird entlastet. Durch den reichen Gehalt an Kalium, vielen basenbildenden Mineralien, Vitaminen, Fermenten und Spurenelementen werden die Gewebe entschlackt und entzündliche Reizzustände herabgesetzt. Auch wird einer Übersäuerung der Gewebe entgegengewirkt. Die Säuren des Obstes werden als organische Säuren gleich im Magen oxydiert und führen niemals zur Säurebildung im Blut, sondern zur Alkalisierung. Die Darmgesundheit wird durch den Reichtum der Früchte an Pektin (schleimartige Stoffe) und Gerbstoffen gefördert. Der erkrankte Organismus wird angeregt, Störungen aus eigener Kraft von innen heraus besser zu überwinden und stagnierende Heilprozesse wieder in Gang zu bringen.

Unter den Spurenelementen in den Früchten sind noch besonders das Eisen und der Kiesel hervorzuheben. Diese beiden Substanzen werden von Rudolf Steiner bei der Charakterisierung der Walderdbeere erwähnt, sie sind jedoch auch in anderen Früchten wie zum Beispiel dem Apfel vertreten. Im Menschen regt das Eisen die Blutbildung an; der Kiesel trägt die nährende Kraft der Früchte bis in die Peripherie des Organismus, und dadurch werden die Funktionen der Haut belebt.

Wenn wir die geschilderten Wirksamkeiten der Früchte auf den menschlichen Organismus zusammenfassen und uns erinnern an die im letzten Kapitel dargestellte Beziehung der dreigegliederten Pflanze zum dreigliedrigen Menschen, dann finden wir das Ergebnis dieser Betrachtungen wiederum bestätigt: Die Früchte wirken vornehmlich auf das menschliche Stoffwechselsystem.

Bei dieser Charakteristik der Früchte ist es offensichtlich, daß der Mensch diesen Nahrungseffekt von seiner Lebensmitte ab braucht. Denn von dem Zeitpunkt an setzen ja all die feinen Verschlackungen im Stoffwechselbereich ein mit den Störungen der Regulation von Abbau und Aufbau, die dann so oft zum vorzeitigen Altersniedergang führen.

Die weniger im Grobstofflichen als im Dynamischen begründete Bedeutung der Früchte verlangt eine sorgsame Pflege der Qualität bei Anbau, Lagerung und Zubereitung. Ein verhängnisvolles Unwesen wird mit dem Einsatz von chemischen Mitteln beim Obstbau getrieben. Schon auf das blanke Holz im Winter bis kurz vor der Ernte werden Gifte gespritzt, etwa zehn- bis fünfzehnmal. Auf diese Weise erhält man ein fleckenloses, verführerisch aussehendes Obst, mit dem man hohe Preise erzielen kann. Der biologisch-dynamisch arbeitende Obstbauer stellt sich nicht wie der chemisch orientierte Landwirt gegen die Natur, sondern er pflegt die Erde und ihre Erzeugnisse im Einklang mit den Ordnungen des Lebens. Seinem Einsatz verdanken wir es, daß wir Früchte bekommen, die vielleicht nicht so prächtig aussehen, dafür aber herzhaft schmecken.

Wegen des oft weiten Weges vom Erzeuger zum Verbraucher besteht besonders bei den Beerenfrüchten und zartem Obst die Gefahr des Verderbens. Da liegt die Versuchung nahe, die Früchte unreif zu ernten und auf ein gewisses Nachreifen bis zum Verbrauch zu vertrauen. Dadurch können sich Süße und Aroma jedoch nicht völlig entfalten.

Im allgemeinen werden wir die Früchte roh verzehren. Das braucht indessen nicht zur starren Regel zu werden. Denn zart gedünstet kann eine Frucht wie zum Beispiel die Heidelbeere an Aroma gewinnen und für den älteren Menschen leichter verträglich sein.

Auch durch das Darren treten das Aroma und die Süße oft noch stärker hervor. Das erfahren wir bei Aprikosen, Feigen und Datteln. Überhaupt schätzen wir das Trocknen als eines der besten Konservierungsverfahren auch für Pflaumen, Apfelscheiben, Birnen oder Heidelbeeren. Letztere haben einen wohltuenden Einfluß auf den kranken

Darm bei Neigung zu Durchfällen. Nur müssen Trockenfrüchte stets vor dem Genuß, am besten über Nacht, eingeweicht werden, damit die Zellen das beim Trocknen verlorene Wasser wieder aufnehmen. Das ist auch deshalb wichtig, weil die konzentrierte Süße den Zähnen schadet.

Während mit den Früchten eine Fülle erfrischender und köstlich mundender Produkte für den Menschen bereitet ist und der nüchterne Zweck, einer Fortentwicklung der gleichen Pflanzenart zu dienen, demgegenüber zurückzutreten scheint, ist der Same viel stärker in den Entwicklungsgang eingeschlossen. Der Aufbau ist viel zweckmäßiger auf die Entstehung des neuen Keimes gerichtet. Und so sind auch die Möglichkeiten, den Menschen mit Samen zu ernähren, viel bescheidener als bei den Früchten. Immerhin gibt es unter ihnen doch wertvolle Nahrungsmittel. So sind zahlreiche Samen Spender von Ölen, wie Leinsaat, Sonnenblumen, Raps oder Sesam. Neben den Fetten liefern sie uns wertvolles Eiweiß. Nüsse und Mandeln sind hierfür berühmt. Zudem enthalten sie Lezithine, Phosphate und Eisensubstanzen, die zur Anregung der Stoffwechselprozesse im Gehirn mit Abbau und Neuaufbau von Eiweißsubstanz besonders wichtig sind.

Im Sinne der dreigliedrigen Pflanze geht diese Wirkung auf den Kopfbereich von der Wurzel aus. Wenn nun der Same, der ja in der Blütenregion reifte, in dieser Richtung wirkt, ist es wohl so zu erklären, daß in ihm bereits das mineralische, erdverwandte Prinzip des Lebensäthers veranlagt ist, das in dem Augenblick, wo der Same ins Erdreich versenkt wird, an seinem Platz ist.

Der Honig

Der Honig ist ein einzigartiges Lebensmittel, ja mehr noch: ein Heilmittel. Besonders für den älter werdenden Menschen ist er von großem Wert. Bevor wir näher darauf eingehen, werfen wir einen Blick in das Leben der Bienen.

Unsere Kulturlandschaft ist ohne die Bienen kaum denkbar. Auch heute werden noch die meisten aller Blütenpflanzen, man rechnet mit ca. 80 %, von den Bienen beflogen, bestäubt und befruchtet. Dabei sind die Lebensbedingungen für sie vielerorts recht schlecht geworden. Die Ausbreitung der Industrie, besonders aber der massive Einsatz von Giften in der Landwirtschaft bedrohen ihre Existenz. Es gibt Gebiete, wo man die Obstblüte künstlich bestäuben muß, da Bienen dort nicht mehr leben können. Ahnen wir, was das bedeutet?

Die Biene gehört zum menschlichen Lebensraum, sie ist eine Züchtung des Menschen, ähnlich wie das Milchtier oder das Getreide. In diesem Sinn ist der Honig eines der Urnahrungsmittel des Menschen. Wann wurde die Biene gezüchtet? Wissenschaftler rechnen mit Jahrmillionen. Das mag übertrieben sein. Aber Rudolf Steiner weist auf Grund seiner geisteswissenschaftlichen Forschung darauf hin, daß bereits in den Mysterienstätten der alten Atlantis, jenes untergegangenen Kontinents, die Züchtung aus der Feigenwespe gelang[45, 46].

Seitdem sind die Bienen beteiligt an der Gestaltung der uns umgebenden Natur. Dazu sind sie auch durch ihre Blütentreue befähigt. Das heißt: Eine Biene fliegt nur von Apfelblüte zu Apfelblüte oder von Thymian zu Thymian. Allein auf diese Weise kann sie die Befruchtung der Pflanzengattung leisten[47].

Die einzelne Biene wäre auf sich gestellt niemals in der Lage, diese ungeheuren Aufgaben zu erfüllen. Erst dadurch, daß die Bienen sich zu einer Gemeinschaft, einem Bienenstaat mit einer vorbildlichen sozialen Ordnung zusammenschließen, können sie diesen schwerwiegenden Auftrag in der Natur übernehmen. Man spricht in diesem Sinn auch davon, daß das Bienenvolk durch eine Art „Gruppenseele" zusammengehalten wird, oder in manchen Gegenden von einem „Bien".

Die einzelne Biene ist von der Natur mit besonderen Organen ausgestattet. Da sind zunächst ihre fünf großen, kräftigen Augen zu nennen. Auf beiden Seiten des Kopfes sitzen die hervorragenden sogenannten Facettaugen und auf der Stirn drei weitere Augen, die ähnlich dem menschlichen Auge gebaut sind. Als Tast- und Geruchsorgane besitzen die Bienen zwei achtgliedrige Fühler. Also ein großer Reichtum an Sinnesorganen an dem kleinen Kopf. Aber auch die Atmung ist durch zehn Atmungsorgane an Brust und Hinterleib kräftig veranlagt und durchdringt den ganzen Körper. Dadurch ist ein gewaltiger Austausch mit dem Luftelement möglich, bedeutsam für die Honigbereitung.

Wie bereiten nun die Bienen den Honig? Sie fliegen von Blüte zu Blüte, um neben den Pollen — dem Blütenstaub —, den sie auch für ihre Ernährung brauchen, den Nektar, den süßen Blütensaft, zu sammeln. Ein eifriger Besuch durch Bienen fördert die Nektarbildung in den Blüten. Ja, Bienen und Blüten gehören zusammen, sie bilden eine innige Gemeinschaft.

Die Bienen verleiben sich den Nektar ein und durchsetzen ihn schon beim Einsammeln und beim Heimflug mit eigenen Fermenten. Im Stock angekommen, geben sie den verwandelten Nektar wieder von sich, und andere, jüngere Bienen übernehmen das Einbringen in die Waben sowie ein Umtragen in andere Zellen. Dabei wird die Flüssigkeit eingedickt. Die Bienen aber geben immer wieder ein Eigenes hinzu. Was ist dieses Eigene? Es ist für die Honigbildung wesentlich, so führte Rudolf Steiner in seinem Bienenkurs aus, daß die Biene sich mit ihrem typischen Bienengift ganz durchdringt und der Honig dadurch eine eigenartige Qualität erlangt, die ihn zu einem universellen Heilmittel erhebt. Ferner wirken hier die schon erwähnten gewaltigen Atemprozesse mit und die Wärme, die im Bienenstock gleich der menschlichen Bluttemperatur stets auf 37 Grad konstant gehalten wird. In den Waben wird der Honig langsam reif, nachdem die Wabenzellen von den Bienen mit Wachs zugedeckelt wurden. Und hier wird er nun auch von der sechseckigen Kraft des Kiesels geprägt. Es ist ein altes Geheimnis, um das schon die griechischen Töpfer wußten: Die Form der Gefäße wirkt auf das darin aufgehobene Gut. So wurde in besonders gestalteten Krügen das Öl konserviert. In gleicher Weise empfängt der Honig in den sechseckigen Waben eine einzigartige Formbildekraft.

Was ist doch dieser Honig für eine geheimnisvolle Substanz! Drei Bereiche wirken an seiner Bildung und Reifung mit: Der sonnenhafte Nektar der Pflanzenblüte, das Tierwesen der Biene und die Kristallisationsfähigkeit aus dem Mineralreich. Und wie wirkt der Honig als Nahrung auf den Menschen?

Zur Beantwortung dieser Frage läßt sich manches aus dem Schatz allgemeiner Erfahrung beibringen: Der Honig belebt, harmonisiert, stärkt das Herz, fördert den Schlaf, ist gut für die Leber, macht Appetit, hat einen blutbildenden Effekt. Rudolf Steiner führt all diese Eigenschaften auf eine Grundtatsache zurück: Der Honig regt die Gestaltungskräfte im Menschen an. Wodurch kann der Honig das leisten? Er trägt in den Menschen die Formtendenz hinein, die der Kiesel zeigt, wenn er in Sechsecken auskristallisiert. Diese Tendenz muß im menschlichen Organismus als ein von außen herangetragenes Prinzip überwunden werden. Und dazu wird die zentrale Wesenheit des Menschen, das Ich aufgerufen. Von ihm gehen alle Formgebungen aus; nicht nur die äußerlich' sichtbare Leibesform, auch jegliche Durchgestaltung aller inneren Organe und Gewebe.

Es gehört nun zu den Alterserscheinungen des Menschen, die wie gesagt bereits in der Lebensmitte auftreten, daß dem Ich die Gestaltungskräfte nach und nach entgleiten und vom Astralleib übernommen werden. In der Folge drohen die verschiedenen Deformitäten wie Arthrosen, Rheuma und vor allem die Sklerose. Durch den Honig wird das Ich aufgerufen, die Gestaltungskräfte wieder zu ergreifen. Was befähigt den Honig zu dieser Aufgabe? Neben der ausgesprochenen Kristallisationskraft im Sinne des Kiesels wirkt im Honig das Element des Zuckers in seiner einzigartigen Bildung aus dem Nektar der Blüten. Und der Zucker ist ja das Medium, durch das sich das Ich im Leibe verwirklicht. Hinzu tritt nun die Tingierung mit dem Bienengift. Dieses gilt seit altersher als Heilmittel bei allen Verhärtungen im menschlichem Organismus, bei denen die Formkräfte vom Astralleib beherrscht werden. Durch den Honiggenuß wird das menschliche Ich angeregt, die Herrschaft über den Astralleib wieder zu gewinnen. Diese Wirkung des Honigs ist nur möglich durch den einzigartigen Dreiklang: Nektar, Bienengift und Kristallisationskraft im Sinne des Kiesels. Und das alles wird umhüllt und durchkraftet von der Wärme des Bienenstockes, die, wie erwähnt, der Wärme des menschlichen Blutes entspricht.

Aus der Natur des Honigs ergibt sich, daß wir ihn nicht in größeren Mengen zu uns nehmen sollen. Ein bis zwei Teelöffel am Tage genügen. Denn der Honig hat fast den Charakter eines Heilmittels. Das gilt besonders für den Diabetiker. Er kann seine Heilkraft nutzen, wenn er täglich eine nur erbsengroße Menge Honig zu sich nimmt. Eine höhere Dosis würde sein Zuckerstoffwechsel nicht verarbeiten können. Immer sollten wir den Honig sorgsam kosten und es vermeiden, ihn als Brotbelag auf Butter achtlos oder gar eilig zu verzehren. Leicht verträglich ist er in einem lauwarmen Getränk.

Einen besonderen Platz nimmt der Waldhonig ein. Die Bienen sammeln für ihn nicht den Nektar der Blüten, sondern den sogenannten „Honigtau“ von Fichte, Tanne, Lärche, aber auch von einigen Laubbäumen. Wenn es im Hochsommer warm wird und sich ein bestimmtes Klima im Wald bildet, in das auch kosmische Konstellationen hineinwirken, „honigt“ der Wald, wie der Imker sagt. Dann schwitzen Blätter und junge Triebe einen süßen würzigen Saft aus, der wie Tau auf den Blättern glänzt und bisweilen sogar zur Erde niedertropft. Bei den Nadelbäumen saugen Lochnieden und Rindenläuse den Saft aus Nadeln und Trieben und geben ihn dann von sich.

Damit beginnt für die Bienen eine hohe Zeit des Sammelns und der Bereitung des Waldhonigs. Dieser Honig ist sehr mineralstoffreich und somit erdverbundener als der Blütenhonig.

Welchem von beiden sollen wir den Vorzug geben? Der Blütenhonig repräsentiert einzigartig die urbildliche Form mit dem reinen Nektar und kosmischen Einströmungen. Er vermittelt starke Heilkräfte und ist vorwiegend für Kinder, Mütter und ältere Menschen geeignet. Der Waldhonig hat eine etwas andere Nuance und vermittelt stärker körperliche Schaffenskraft und Leistungsfähigkeit.

Der Honig sollte niemals über 37 Grad erwärmt werden. Das feine Auskristallisieren gehört zu seinem Wesen und sollte uns nicht stören.

Wenn wir im Sinne unserer Betrachtungen den Werdegang des Honigs bedenken, wird uns bewußt, welch ein wertvolles Nahrungsmittel wir in ihm besitzen. Wir werden entsprechend mit ihm umgehen. Da er ein sensibles Medium ist, werden wir stets um eine unverfälschte Qualität bemüht sein. Leider hat sich ein geschäftstüchtiger Handel des

Honigs bemächtigt. Darum ist Vorsicht am Platze. Auf das Entschiedenste abzulehnen sind die fragwürdigen Leistungs- und Ausbeuteprinzipien mit *schwarmfreien* Völkern, mancherlei Reizfütterungen, einseitiger Leistungszucht bis hin zur künstlichen Besamung der Bienenkönigin. Das führt zu einer Entseelung des Bienenwesens. Der in ihm seit Jahrtausenden wirkende weisheitsvolle Geist muß sich zurückziehen. Daher ist es ein dringendes Erfordernis unserer Zeit, daß sich immer mehr Imker finden, die bereit sind, in den Ordnungen des Lebens und seiner umfassenden Weisheit zu denken und die Bienenvölker entsprechend zu pflegen.

Die Gewürze

Was sich im Nektar der Blüte verströmt, was die Bienen zu Honig bereiten, wird von den Gewürzkräutern in der Pflanze selbst bewahrt. Zarte, duftende ätherische und schwefelhaltige Öle, Gerb- und Bitterstoffe werden in Blatt, Stengel, Wurzel oder Samen angereichert und an einen Salzprozeß gebunden. Daher stammt wohl der Name „Gewürz", denn er weist auf „Wurzel", das salzdurchdrungene Pflanzenorgan.

Was uns die Gewürzkräuter so wert macht, ist seinem Wesen nach ein Blühen, das sonst auf die Blüte beschränkt bleibt, hier aber nun auch andere Teile der Pflanze durchwirkt.

Denken wir an das Prinzip der dreigliedrigen Pflanze in ihrer Beziehung zum dreifach gegliederten Menschen, so müssen wir das Gewürzkraut, das vom Blütenpol bestimmt ist, dem Stoffwechselsystem zuordnen. Das überrascht uns nicht; denn es ist ja allgemein bekannt, daß die Gewürzkräuter in erster Linie die Stoffwechselorgane und die dazugehörigen Drüsen anregen. Aber es kommt noch ein wesentlicher Faktor hinzu: Das ist der Sinnesvorgang des Schmeckens. Ohne daß man ein Gewürzkraut schmeckt, wirkt es gar nicht; ohne Aufmerksamkeit, nur wie eine Droge hinuntergeschluckt, bleiben die zahlreichen Effekte aus, die im Folgenden noch zu beschreiben sind. Diese Verbindung des Geschmacksvorgangs mit der Stoffwechselaktivität weist uns auf eine der wesentlichen Ursachen des Alterns.

In dem Maße, wie die Sinne von der Lebensmitte an abstumpfen, erlahmt der Stoffumsatz im Organismus. Das hat die gefürchtete Erstarrung und Verschlackung der Gewebe zur Folge. Hier liegt nun die große Bedeutung der Gewürze: Sie regen die Funktion des Schmeckens an und damit die Stoffwechseltätigkeit.

Wie steht der heutige Mensch zum Gewürz? Es ist keine Frage, daß er die würzige Speise verlangt und auch braucht. Dabei gibt er sich meist nicht mehr mit einem allgemein „Salzigen“ oder „Gewürzten“ zufrieden, wie es ihm das industriell bearbeitete Nahrungsmittel liefert, sondern er gewinnt wieder eine Beziehung zu den lebendigen Geschmacksqualitäten der Kräuter. So kündigt sich eine Renaissance der Gewürzkräuter an. Zahlreiche Bücher über Kräuter erscheinen, die Regale in den Lebensmittelgeschäften werden von farbenfrohen Würzdosen geschmückt.

Was weiß nun die heutige Ernährungswissenschaft von den Gewürzen? Einer der führenden Ernährungsfachleute, Professor Hans Glatzel, sagt: „Die moderne Ernährungsphysiologie weiß nichts von den Gewürzen, die moderne Pharmakologie kaum etwas, und die moderne Diatetik nicht viel mehr. Sie sind die Aschenputtel der Ernährungsphysiologie und Diätetik, wenig bekannt, wenig geachtet.“ [48]

Wie kann das sein, da doch heute die entlegensten und für die Praxis kaum belangvollen Fachgebiete bis in alle Einzelheiten hinein erforscht werden? Liegt der Grund vielleicht darin, daß sich diese Wirkung der naturwissenschaftlichen Methodik entzieht? Man wertet ein Nahrungsmittel nach seinen durch Analyse belegbaren Bestandteilen wie Eiweiß, Fette, Kohlenhydrate, Vitamine, Spurenelemente und Enzyme. Was man von diesen Stoffen bei den Gewürzkräutern findet, ist nicht der Rede wert. Und weil man andere Methoden, die Wirksamkeiten nachweisen, nicht anerkennen will, bringt man diesen Pflanzen kein Interesse entgegen. Auf therapeutischem Gebiet geht es ähnlich zu. Früher wurden die Gewürze vielfach als Anregungsmittel für Verdauungsdrüsen und Kreislauf benutzt (Stomachica und Tonica). Sie werden auch heute von einigen Vertretern der älteren Arztgeneration noch gegeben. Aber die Industrie hat viel deutlicher wirkende und leicht zu dosierende Arzneimittel bei der Hand, die der moderne Arzt vorzieht.

In dieser Situation ist es dankenswert, daß Glatzel umfangreiche Untersuchungen angestellt hat, um die Wirkungskräfte der Gewürze zu prüfen. Dabei kam er zu überraschenden Ergebnissen. Er stellte fest, daß gewisse Gewürze, insbesondere Zitrone, Curry und Paprika, die Speichelsekretion anregen und einen Speichel fließen lassen, der reicher an abbauenden Fermenten ist als der Ruhespeichel. Diese Wirkungen entfallen, wenn das Gewürz in den Magen gelangt, ohne mit der Mundschleimhaut in Berührung gekommen zu sein.

Der reichliche Speichelfluß reinigt die Mundhöhle, schützt die Schleimhäute vor mechanischer, chemischer und thermischer Schädigung und wirkt der Zahnkaries entgegen. Durch die erhöhte Fermentaktivität werden die Speisen im Munde nicht nur besser abgebaut, sondern es wird auch die Verdauungstätigkeit im Magen und in den oberen Darmabschnitten anregt.

Die Wirksamkeit der Gewürzkräuter erschöpft sich aber keineswegs mit dem lokalen Effekt im oberen Verdauungsabschnitt. Glatzel konstatierte erstaunliche Beeinflussungen von Herz und Kreislauf. Von großer praktischer Bedeutung ist die Tatsache, daß eine gewöhnliche Nahrung, wie Reis mit Butter, auf Herz, Kreislauf und Blutdruck belastend wirkt, daß diese Belastung aber durch Zusatz eines Gewürzes wie z. B. Paprika aufgehoben wird. Mit anderen Gewürzen kann aber auch das Gegenteil erreicht werden, nämlich eine Anregung der Funktion des Herzens und dadurch eine gewisse Beanspruchung. So kann der Kundige gezielt mit den Gewürzen arbeiten und die Auswahl der gegebenen Situation anpassen.

Bei der Entstehung von Arteriosklerose und Thrombose spielt die Gerinnungsbereitschaft des Blutes eine große Rolle. Durch Nahrungszufuhr — bei den Versuchen wurden Reismahlzeiten gegeben — steigt stets die Gerinnungsneigung des Blutes an. Diese Tendenz kann durch Gewürzbeigaben aufgehoben werden.

Zum Schluß weist Glatzel auf einen weiteren Wirkungsbereich der Gewürze hin, nämlich ihre Verwendung als Tonica. Dabei ist ihr allgemein stärkender und anregender Einfluß bei Erschöpfungszuständen angesprochen. Um diese Wirkung durch Experimente am Menschen zu prüfen, ging Glatzel von den neueren Forschungsergebnissen aus, die erwiesen haben, daß die körperliche und geistige Leistungsfähigkeit und Widerstandskraft gegen Belastung wesentlich bestimmt wird durch die hormonale Funktion der Nebennieren. In ersten Versuchen an gesunden Männern kam deutlich zum Ausdruck, daß Gewürzbeigabe zur Nahrung — in diesem Falle Paprika — die Hormonsekretion der Nebennieren in der Tat aktiviert. Die Versuche werden fortgeführt, zeigen jedoch schon jetzt deutlich, daß es möglich ist, durch sinnvolle Anwendung von Gewürzen die Leistungsfähigkeit und Widerstandskraft zu heben.

Eine Anregung der Organfunktionen ist für den heutigen Menschen heilsam. Die verfeinerten Nahrungsmittel wie Weißmehl und raffinierter Zucker fordern dem Körper bei ihrer Verwertung zu wenig Arbeit ab, da sie keine Ballaststoffe mehr enthalten, die ebenso wie die Gewürzkräuter das Verdauungssystem zu verstärkter Tätigkeit anregen. Ein notwendiger Übungsfaktor entfällt. Dieser Mangel an Widerstand ist allgemein im Leben der Menschen zu beobachten. Durch die zivilisatorischen Verhältnisse findet sich besonders für den Städter kaum noch die Notwendigkeit, körperlich gegen äußere Schwierigkeiten anzukämpfen. Bequeme Verkehrsmittel, zentral geheizte Wohnungen nehmen ihm alle körperliche Mühe ab. Dadurch erlahmt seine Kraft, die sich am Widerstand nicht mehr stählen kann.

Erschlaffung ist darum ein Symptom unserer Zeit. Aber auch das Gegenteil ist zu beobachten: die Verkrampfung, bedingt durch geistig-seelische Überforderung. Erschlaffung und Verkrampfung sind die beiden Extreme, zwischen denen viele Menschen hin und her pendeln.

Auch im Verdauungssystem wechseln oftmals Verkrampfungszustände und Erschlaffung miteinander ab. Eine Ernährung, die dem Übungsfaktor Rechnung trägt, wie Getreidekost mit Gewürzbeigabe, kann zur Heilung beitragen. Das Getreide sorgt für den nötigen Widerstand, das Gewürz regt die Funktion an und wirkt einer Verkrampfung entgegen. Selbstverständlich ist die Ernährung nur im Rahmen einer Ganzheit zu sehen, zu der auch körperliche Bewegung, künstlerische Betätigung und eine Pflege des geistig-seelischen Lebens gehören. Auch können Entspannungsübungen nach dem Essen von Wert sein[49].

Bedeutungsvoll wird die Anregung der Organfunktionen für den alternden Menschen. Denn Altern bringt Erschlaffung und Erstarrung mit sich. So verlieren die Organe im Alter auch ihre Reaktionsfähigkeit und werden mangelhaft ernährt. Dem kann man durch den Gebrauch von Gewürzen entgegenwirken. Zunächst wird der Verdauungsbereich ergriffen, aber dann von hier aus die gesamte Organwelt belebt.

Dadurch, daß die Gewürzkräuter von einem Blütenprozeß durchdrungen sind, können sie helfen, dem menschlichen Organismus durch die Nahrung Licht- und Wärmekräfte zu vermitteln. Das vermag Alterungsvorgänge mit der Tendenz zum Verhärten zu regulieren. Mit den „erwärmenden“ Gewürzkräutern besitzen wir daher ein wertvolles Vorbeugungsmittel gegen Altersverhärtungen wie Arteriosklerose,

Rheuma und Gicht. Ihre Lichtverwandtschaft vermittelt Kräfte, die die Schwere einer Nahrung aufheben, so daß sie leichter in den Organismus eingegliedert wird.

Wenden wir uns nun den einzelnen Gewürzkräutern zu. Zwei große Pflanzenfamilien sind zunächst zu unterscheiden, zu denen die meisten unserer beliebtesten Küchenkräuter gehören. Das sind die Lippenblütler und Doldenblütler.

Zu den *Lippenblütlern* (Labiaten) zählen:
Basilikum, Majoran, Thymian, Bohnenkraut, Salbei, Minzen, Melisse, Rosmarin, Lavendel, Ysop.

Zur Familie der *Doldenblütler* (Umbiliferen) rechnet man:
Fenchel, Kümmel, Anis, Kerbel, Dill, Liebstöckel, Koriander, Petersilie, Engelwurz.
Estragon und Eberraute gehören zu den Kompositen, Boretsch zu den Boragineae.

Wertvolle Gewürzkräuter liefern auch die Wermutgewächse. Nicht zu vergessen sei auch die Pimpernelle und der Wacholder, sowie Schnittlauch, Zwiebel und Knoblauch. Schließlich ergänzen die Gewürze aus dem Orient und fernen Osten den Schatz unserer einheimischen Kräuter. Dazu gehören Ingwer, Curcuma, Zimt, Cayennepfeffer, Chilie, Muskat, Nelke, Cardamom. Curry ist ein Gemisch verschiedener Gewürze.

Suchen wir nun zur näheren Beschreibung aus der Fülle einige der gebräuchlichen Kräuter heraus. Dabei werden wir uns im Rahmen dieses Buches auf eine kleine Auswahl beschränken müssen.

Aus der Familie der Lippenblütler soll uns zunächst der *Salbei* interessieren; denn dieses Kraut gilt in der Volksmedizin als ein erprobtes Mittel gegen den gefürchteten Altersniedergang. Der lateinische Name *salvia* deutet auf *gesund erhalten.* Und Salbei wurde in der Tat gepriesen als eine Pflanze, mit deren Hilfe man sich die Gesundheit bewahren kann. Davon kündet eine Legende, die in verschiedenen Variationen gerne erzählt wird. Eines Tages wurde in Rom dem Cäsar gemeldet, sein Freund Propolius sei von einer tückischen Krankheit dahingerafft worden. „Wie kann das sein“, rief Cäsar überrascht aus, „er hatte doch so viel Salbei in seinem Garten?“

Aber nicht nur Lebenskraft soll der Salbei dem Menschen spenden und allen degenerativen Alterskrankheiten entgegenwirken, er soll auch Gehirn und Gedächtnis stärken. Damit unterstützt er die physische Basis, auf der der Mensch Altersweisheit entwickeln kann.

Die rötlich-violett getönten Blüten sind mit ihrer Form der geöffneten Lippen ganz für die Bienen geschaffen. Wird das Kraut oft von Bienen beflogen, steigert sich die Bildung der ätherischen Öle, Gerbstoffe, Harze — all der heilkräftigen Substanzen, die uns den Salbei so wert machen. Wir können seine Heilkraft über den Salbei-Honig empfangen; aber auch die zahlreichen länglichen, grau-grünen Blätter sind von dem Blütenprozeß durchfeuert und aromatisiert.

Der Salbei gehörte seit altersher zu den Opferkräutern im Tempeldienst. Er wird aber auch in den Werken der klassischen Medizin als ein allgemein gebräuchliches Heilmittel erwähnt.

Durch seinen Gerbsäuregehalt wirkt er zusammenziehend und desinfizierend. Darum läßt man gerne bei Halsentzündungen mit Salbeitee gurgeln und macht Umschläge oder Bäder bei Ekzemen und bei zu starken Schweißabsonderungen. Gegen Erschöpfung hilft oft ein Fußbad mit Salbeiabkochung.

In der Küche werden Salbeiblätter verwendet, um das Fett leichter verdaulich zu machen. Daher ist Salbei in der italienischen, französischen und spanischen Küche, wo viel mit Öl gearbeitet wird, unentbehrlich. Wir benutzen dieses Gewürz gerne zu Suppen, Hülsenfrüchten und verschiedenen Getreidegerichten.

Der immergrüne *Ysop* trägt viel zu der besonderen Stimmung bei, die in einem Kräutergarten zu erleben ist. Er ist ein typischer Lippenblütler mit lancettförmigen Blättern und intensiv blauen Blüten.

Wie der Salbei wurde der Ysop in dreifacher Weise geschätzt: im kultischen Opfer, als Heilmittel und als Gewürzkraut in der Küche.

In der Christenheit nannte man ihn „Heiliges Kraut". Dieser Name geht auf die Passionsgeschichte im Johannesevangelium zurück. Der Evangelist schildert in allen Einzelheiten das Geschehen am Kreuz. Und wir erfahren, wie der Christus, als er den Tod nahen fühlt, das Bedürfnis hat, noch einmal eine Erdensubstanz aufzunehmen. Er sagt: „Mich dürstet." Und der Kriegsknecht reicht ihm einen Schwamm mit Essig getränkt, um einen Zweig Ysop gewickelt. Warum gerade „Ysop", so könnte man fragen. Denn nichts ist bei diesem weltgeschichtlichen

Ereignis zufällig gewesen. Und wenn es nicht auf den Ysop angekommen wäre, hätte ihn der Evangelist gewiß nicht besonders erwähnt.

Die Wertschätzung des Ysop als Heilmittel war früher groß. Maria Geuter schreibt darüber[50]: „Die therapeutischen Eigenschaften des Ysops wurden jeher von den Heilkundigen besonders anerkannt. Sie hatten wohl guten Grund dazu, weil er eine Kur gegen vielerlei Krankheiten erlaubte, zum Beispiel gegen Magenschwäche, muskulären Rheumatismus, Lungenbeschwerden, Bronchitis und Asthma. Er beruhigte und löste Spannungen und krampfartige Zustände, regte den Appetit an, regulierte die Ausscheidungen und hatte einen belebenden Einfluß auf das Nervensystem."

Die heilsamen Eigenschaften des Ysop können wir uns auch in der Ernährungshygiene zunutze machen. Wir nehmen den Ysop zu den verschiedensten Getreidegerichten, Suppen, Saucen und Füllungen. Auch eignet er sich zum Einmachen von Gurken, Zwiebeln und anderen Spezialitäten in Essig.

Die *Doldenblütler* haben einen ganz anderen Charakter als die Labiaten. Die Stengel sind vielseitig verzweigt und tragen an ihrem Ende kleine sternenförmige, in Dolden angeordnete Blüten. Auch die Blätter sind zart und fein gefiedert. Dieser äußere Anblick kann uns bereits etwas von dem Wesen dieser Gattung vermitteln: die Beziehung zum Luftelement. In diesem Sinne sind die Doldenblütler auch geeignet, den Luftorganismus im Menschen zu regulieren. Ein Tee aus Anis, Fenchel und Kümmel wird bei Blähungen allgemein geschätzt. Daher eignen sich die Gewürze aus dieser Familie besonders auch für die Getreidegerichte und Brot. Denn sie wirken in erster Linie auf den Stoffwechsel der Kohlenhydrate. Darüber hinaus wird durch die Doldenblütler die Drüsensekretion angeregt, eine Eigenschaft, die wir bei dem älteren Menschen besonders zu schätzen wissen. Für ihn ist es gut, immer wieder für Hausputz zu sorgen. In diesem Sinne lesen wir bei Maria Geuter über den *Kümmel*: „Der Name Carum soll von Caria herrühren, einer Gegend in Kleinasien, die sehr reich an aromatischen Kräutern ist. Der englische Name Caraway drückt etwas von seinem eigentlichen Charakter aus, denn ‚care' heißt pflegen oder fürsorgen. Im großen und ganzen gleicht er einem guten alten Faktotum, das sein Leben dem Dienste seines Herrn widmet, ‚he cares away', d. h. er nimmt viele von dessen Sorgen hinweg, so daß dieser, nachdem er gelernt hat, die Fähigkeit seines Dieners zu würdigen, ganz gewiß nicht mehr ohne ihn sein möchte!"

Diese wenigen Beispiele mögen genügen, um deutlich zu machen, was in unseren Gewürzkräutern an verschiedenartigsten und intensivsten Wirksamkeiten verborgen ist. Der Umgang mit ihnen macht das Kochen erst zu einer wahren Kunst. Aber man sollte vorsichtig und behutsam in das Wesen der Aromen eindringen.

Das Fleisch

Kaum ein anderes Nahrungsmittel wird in den Industrieländern in solchen Mengen verzehrt wie das Fleisch. Die Steigerung des Konsums geht mit dem Wohlstandswachstum parallel. Dagegen sinkt der Getreideverbrauch laufend ab, im gleichen Maß wie der Fleischverzehr zunimmt.

Im Durchschnitt wurden in den Industrieländern pro Tag und Person verbraucht:

Jahr	Getreide	Fleisch
1800	800 g	24 g
1850	600 g	48 g
1870	450 g	74 g
1900	250 g	132 g
1960	197 g	156 g
1970	162 g	186 g

Die Vertreter der heute tonangebenden Ernährungswissenschaft neigen dazu, diese Entwicklung zu begrüßen. Das Fleisch, so argumentieren sie, sei der wertvollste Eiweißträger, und Eiweiß, das wisse man ja, erhöhe als Zündstoff für den Stoffwechsel die Leistungsfähigkeit des Menschen. So wird Fleisch empfohlen „von der Wiege bis zur Bahre", das heißt: dem Säugling wie dem Greis. In den Menüvorschlägen, die von der Deutschen Gesellschaft für Ernährung herausgegeben werden, wird für den Säugling im zweiten Lebenshalbjahr täglich Fleisch verordnet. Die Broschüre für den älteren Menschen zeigt auf den farbenfrohen Fotos Fleischstücke in allen Variationen. Vollkornspeisen dagegen suchen wir vergebens. Nur am Rande begegnen wir einer Scheibe Vollkornbrot. Das Getreide ist vornehmlich durch weiße Brötchen, Teigwaren oder polierten Reis vertreten. Ist es bei der Vernachlässigung der Vollkorngerichte verwunderlich, daß wegen des Mangels an Vitamin B_1 einer solchen Kost Schweinefleisch angepriesen wird, das ja in der Tat reichlich Vitamin B_1 enthält? Doch dürfte man mit einer solchen Empfehlung wohl übersehen, daß Schweinefleisch nicht nur Vitamin B_1 enthält, sondern daß sich beim Abbau im Organismus Harnsäure und andere Schlacken bilden, die den Stoffwechsel des älter werdenden Menschen belasten.

Ein Weiteres ist zu bedenken: Viel Fleisch bedeutet viel Eiweiß. Und ein überhöhter Eiweißverzehr muß als eine der Ursachen für die Entstehung der Arteriosklerose angesehen werden. Darauf wurde bereits in einem früheren Kapitel hingewiesen.

Doch nicht nur im Hinblick auf die Sklerose und die frühzeitige Alterung werden wir den Verzehr von Fleisch vermeiden, auch das Rheuma, diese oft beklagte Volksseuche, hängt mit der Verschlackung des Gewebes und mit der Verschiebung des Säure-Basen-Gleichgewichtes zusammen.

Von vielen wird es begrüßt, daß Fleischgenuß erdenfester und robuster macht. Es lebt sich leichter, wenn man sich gegen die zahlreichen Umweltreize bis zu einem gewissen Grade abstumpft. Man fühlt sich in seinem Leib und auf der Erde mehr zu Hause. Das ist im Grunde berechtigt und schließlich das Ziel jeder Nahrungsaufnahme. Im Volksmund heißt es ja auch: „Essen und Trinken hält Leib und Seele zusammen." Aber der Fleischgenuß führt über dieses Ziel hinaus, er bindet den Menschen zu stark an seinen Leib, er dämpft die im Alter besonders wichtige Sensibilität dem Geistigen gegenüber. Das gilt besonders für den anthroposophischen Schulungsweg[41]. Rudolf Steiner sagt dazu: „Die Fleischnahrung fesselt den Menschen speziell an die Erde, macht ihn zum Erdengeschöpf, so daß man sagen muß: So viel der Mensch seinen eigenen Organismus durchdringt mit den Wirkungen der Fleischnahrung, so viel entzieht er sich an Kräften, um überhaupt von der Erde loszukommen ... Der Wille zur Fleischnahrung bedeutet: Mir sagt das Erdendasein so zu, daß ich auf alle Himmel verzichte und am liebsten ganz und gar aufgehen würde in den Verhältnissen des Erdendaseins. Aus dem was gesagt worden ist, können Sie entnehmen, daß es gerade bei der esoterischen Entwicklung eine ungeheure Bedeutung hat, nicht sich sozusagen an die Erde zu fesseln, mit aller Erdenschwere sich auszustatten durch den Fleischgenuß."

Bei diesem Streben nach Reife ist zu berücksichtigen, daß durch die

Ernährung mit Fleisch eine emotionale Komponente im Menschen erregt wird. Dadurch fühlt man sich zwar besser für den Kampf ums Dasein gerüstet, man wird jedoch vielfach von Kräften gesteuert, die von der klaren Selbstfindung ablenken.

Rudolf Steiner drückt diese Tatsache in folgenden Worten aus[51]: „Das Willensleben, das mehr unbewußt verläuft, das feuert die tierische Nahrung an. Es ist daher durchaus eine richtige äußere Beobachtung, wenn gesagt wird, daß kriegerische Völkerschaften mehr der tierischen Nahrung zuneigen als friedfertige. Das aber braucht durchaus nicht etwa zu dem Glauben zu verleiten, als ob die vegetarische Nahrung allen Mut und alle Tatkraft aus dem Menschen herausbringen müsse. Wir werden ja sehen, wie das, was der Mensch in einer gewissen Weise durch Entziehung der tierischen Nahrung an Instinkten, an aggressiven Leidenschaften und Affekten verliert —, daß alles das ersetzt wird von innen heraus von dem Seelischen."

Das Geschmacksempfinden wird durch die Fleischnahrung abgestumpft und vergröbert. Es wurde bei sensorischen Prüfungen im Arbeitskreis für Ernährungsforschung die Erfahrung gemacht, daß nach Übergang von der Fleisch- zur Getreidekost die Sensibilität für Geschmacksreize erheblich ansteigt.

Die Tatsache, daß Fleischkost eine gewisse Sensibilität überdeckt, eröffnet aber noch einen anderen Aspekt: Läßt man das Fleisch fort, dann meldet sich erfahrungsgemäß manches, was bereinigt werden muß, sowohl körperlich als auch seelisch. Es kann das ein Herd an den Zähnen sein, oder aber ein verborgener, nicht bewältigter seelischer Konflikt kommt an die Oberfläche. Ist man nicht bereit, Aktivität zu entfalten und Ordnung zu stiften, ist es besser, man bleibt bei der Fleischkost.

Ein ernstes Problem ist heute die Qualität des Fleisches. Der größte Teil der Marktware stammt aus der Massentierhaltung. Dort ist alles rationell darauf eingestellt und bis in alle Konsequenzen durchgeplant, in möglichst kurzer Zeit eine möglichst große Menge von Fleisch zu erzeugen. Von Gesundheit und artgemäßer Haltung der Tiere kann da nicht die Rede sein. Führende Verhaltensforscher haben bisher ohne Erfolg dagegen protestiert. So gab der bekannte Zoologe Grzimek folgende Stellungnahme bekannt:

„Natürlich erfüllt die Massentierhaltung voll und ganz den Tatbestand der Tierquälerei nach dem neuen Tierschutzgesetz. Aber für den Erlaß von Rechtsverordnungen, die Einzelformen der Tierquälerei näher festlegen, ist rätselhafterweise der Bundesernährungsminister zuständig, genau wie für den Naturschutz. Kein Zweifel, daß die eindeutigen Gutachten der zuständigen Verhaltensforscher, der Tierpsychologen unberücksichtigt bleiben werden und der Bundeslandwirtschaftsminister sich dafür die Ansicht der Futtermittelindustrie, ihrer Fachleute und der Landwirtschaftswissenschaftler zu eigen machen wird, die seit Jahrzehnten darauf ausgerichtet sind, die Landwirtschaftserträge zu steigern, koste es, was es wolle."

Diese Aussage eines Fachmanns ist eindeutig. Es ist daher verständlich, daß zahlreiche Menschen aus humanen Gründen weitgehend oder ganz auf eine Teilnahme am Fleischmarkt verzichten. Für manchen ist es ein Kompromiß, Fleischprodukte vom biologisch-dynamisch bewirtschaftten Hof zu beziehen. Dort werden die Tiere noch artgemäß gehalten und gefüttert.

Eine weitere Überlegung kann den Menschen zur fleischlosen Ernährung motivieren. Das ist die ungeheure Verschwendung, die heutzutage durch die Verfütterung von Getreide an das Vieh getrieben wird. Wir wissen: Es sterben täglich Millionen von Menschen in der Welt am Hunger. Ist es zu verantworten, diesen das Getreide zu entziehen, um die Tiere zu mästen, an denen sich die Menschen in den Wohlstandsländern krank essen? Man hat diesen Tatbestand einmal sehr deutlich ausgedrückt: „Die Nahrungsmittel der Armen werden vom Vieh der Reichen weggefressen." Dazu einige Zahlen: Es werden 7 kg Getreide verfüttert, um 1 kg Rind- oder Schweinefleisch zu erzeugen. Damit gehen 6/7 der Nährkraft verloren. — Im letzten Jahr haben die reichen Länder 395 Millionen Tonnen Getreide für die Fleischgewinnung verfüttert. Diese Menge reicht aus, um 2 Milliarden Menschen der „Dritten Welt" ein Jahr lang am Leben zu erhalten! — Eine Verminderung des Fleischbestandes um die Hälfte würde genug Getreide zur Deckung des Defizits in den Entwicklungsländern freimachen.

Dabei brauchen wir das eingesparte Getreide gar nicht von hier nach dort hinzuschicken. Bedenken wir: Unser Vieh wird mit importiertem Getreide gefüttert und 2/3 der importierten Futtermittel kommen aus der Dritten Welt. Dort werden ganze Landstriche auf Futtermittelanbau umgepolt und die Nahrungsbasis der einheimischen Bevölkerung dadurch weiter vernichtet. Wir importieren die Futtermittel und schicken dann als Nahrungshilfe, um die schlimmsten Hungerkatastrophen zu verhüten, Magermilchpulver zurück. Dieses Export- und Importsystem zeigt, wie krank unsere von den Großkonzernen beherrschte Wirtschaft heutzutage ist.

Nun wird mancher Leser, diesen Argumenten zustimmend, feststellen: „Eigentlich möchte ich kein Fleisch mehr essen, aber es schmeckt mir und ich brauche es. Was soll ich tun?" Sicher ist es nicht gut, sich Zwang anzulegen; hier könnte man mit Rudolf Steiner sagen: Besser Schinken essen als Schinken denken. — Trotzdem wird man danach trachten, seine Nahrungsinstinkte, seine Lüste und Antipathien seinen Einsichten anzupassen. Dazu ist zunächst eine Schulung des Ernährungsbewußtseins notwendig. Um sich in das Wesen eines Nahrungsmittels einzuleben, versuche man, sich mit dessen Werdegang so intensiv wie möglich zu verbinden. Am besten tauche man in den Werdeprozeß, die „Biographie" der Pflanze, gegen den Zeitstrom gerichtet, ein, das heißt: Den auf dem Teller liegenden Salat stelle man sich vor, zunächst beim liebevollen Herrichten in der Küche, dann beim Händler, weiter zurück zur Ernte, schließlich erlebe man den Wachstumsprozeß mit allen Einflüssen der Witterung rückläufig bis zum Pflanzen und Säen.

Was man so an der Pflanze übte, übertrage man auf das Fleischgericht. Also zunächst das Schnitzel auf dem Teller, dann zurück in die Pfanne, hin zum Fleischerladen, von dem dort hängenden Fleischstück zum Schlachthof. Alles kräftig miterlebend, ohne etwas auszulassen. Schließlich landet man bei dem Tier in der dunklen Box der Masttierhaltung. Wer diesen Werdegang im Geiste übt, beginnt etwas zu erleben vom Wesen des Schlachttierfleisches und seiner Wirkung auf den Menschen. Dann wird ihm vielleicht eines Tages Enthaltsamkeit von tierischer Nahrung Bedürfnis sein.

Anthroposophie tritt stets gegen äußeren Zwang ein. In diesem Sinn sagt Rudolf Steiner: „Nicht als ob man dem Anthroposophen die tierische Nahrung verbieten müßte; sondern das gesund fortschreitende Instinktleben wehrt sich nach und nach gegen tierische Nahrung und mag sie auch nicht mehr; und das ist auch viel besser, als wenn der Mensch aus irgendeinem abstrakten Grundsatz heraus Vegetarier wird. Das beste ist, wenn die Anthroposophie den Menschen dazu bringt, eine Art Ekel und Abscheu vor der Fleischnahrung zu haben." [41]

Einen anderen Gesichtspunkt zu unserem Problem gibt die altbekannte Fragestellung, ob der Bau des menschlichen Organismus Hinweise geben kann, welche Kostform für ihn naturgegeben ist. Der Mensch ist durch Gebiß und Verdauungsorgane nicht festgelegt. Er kann beides verdauen: eine rein vegetarische oder eine mit Fleisch gemischte Kost. Allerdings tut ihm eine ausschließliche Fleischkost nach Art der Raubtiere gewiß nicht gut. — Nun ist der Mensch in einer Entwicklung begriffen und wir können uns fragen: Wohin geht der Weg, mehr zur pflanzlichen Kost oder zur Fleischernährung? Rudolf Steiner gibt eine eindeutige Antwort: Die Nahrung der Zukunft ist reine Pflanzenkost. Viele Menschen empfinden und beginnen schon heute, sich entsprechend zu ernähren.

Der Einwand, eine solche Ernährung sei erst einer ferneren Zukunft vorbehalten, der Mensch brauche heute noch die Fleischkost, mag vielleicht für wenige Ausnahmen gelten — bei einer qualitativ hochwertigen Nahrung auf Getreidebasis mit Zugabe von Milchprodukten ist irgendein Mangel nicht zu befürchten. Der ständige Anstieg der Fleischproduktion ist eine Degenerationserscheinung der Wohlstandsgesellschaft.

In diesem Sinne gilt das Goethewort: „Die Welt kann nur durch die gefördert werden, die sich ihr entgegensetzen. Wer sich ihr anpaßt, ist für alles tüchtige Leben verloren."

Diätetische Ratschläge

Grundlegende Ernährungsrichtlinien im Blick auf den Vorgang der Alterung wurden hier schon mehrfach entwickelt. Nun soll noch auf spezielle diätetische Fragen eingegangen werden. Dabei möchte ich am Anfang betonen, daß unter der Bezeichnung Diät nicht etwa eine Schonkost verstanden wird, sondern eine Kostform, durch die auf bestimmte Bereiche im Organismus gewirkt wird. Da das übende Element im Vordergrund steht, sprechen wir auch von einer „Übungskost".

Es ist von großer Bedeutung, daß akute Störungen auch leichterer Art von innen heraus zur Ausheilung kommen. Unterdrückt man sie durch stärkere Medikamente, lähmt man die Dynamik des Stoffwechsels ab, die gerade auch bei *akuten fieberhaften Erscheinungen* in heilsamer Weise angefacht wird. Das führt zur Verstärkung der Alterungsprozesse. Daher gilt es, bei Infekten durch sinnvolle Ernährung die Eigenkräfte des Organismus zu aktivieren und die Ausscheidung anzuregen. Das geschieht am besten, je nach individueller Lage, durch Kuren mit Obst, Säften — besonders durch Gerstenwasser —, Gemüseabkochungen, Rohkost, Reis- oder Hafertagen. Nach Abklingen der akuten Erscheinungen folgt der Aufbau der Ernährung mit Gerichten aus Getreideschrot, Früchten, Gemüse und Sauermilchprodukten. Das Milcheiweiß, besonders in Form von Quark, ist leicht verdaulich, gut resorbierbar und wertvoll für den Aufbau. Durch die feine Säurung wird die oftmals geschwächte Fermentproduktion der Verdauungsdrüsen angeregt und durch die Milchsäurebakterien einer gesunden Darmflora aufgeholfen. Wir ergänzen den Quark durch Buttermilch oder Molke.

Bei akuten *Magen-Darm-Störungen* hat sich auch in schwersten Fällen der Gerstenschleim bewährt. Man kann ihm Frischsäfte von Obst oder Gemüse in kleinen Mengen beifügen. Für sich allein wären diese Nahrungsmittel nicht verträglich, aber der Schleim umhüllt sie und nimmt ihnen ihre Reizwirkung. Den anschließenden Aufbau der Kost führen wir auf der Grundlage von fein geschroteter Gerste durch. Auch bei akuter Erkrankung der Leber oder Bauchspeicheldrüse ist der Gerstenschleim sehr zu empfehlen.

Zur Verhütung und Heilung der weit verbreiteten *Obstipation* ist oft eine Ernährung mit Vollgetreide hilfreich. Ein erprobtes Mittel ist die Leinsaat, entweder geschrotet und eingeweicht oder als ganzes Korn (mit reichlich Wasser, etwa 15 Minuten wie einen Tee gekocht). Diese Abkochung läßt sich zu verschiedenen Speisen zusetzen oder auch mit Fruchtsaft oder mit eingeweichten Backpflaumen vermischen. Ferner haben sich zur Stuhlregulierung milchsaure Gärprodukte oder auch Molke und Buttermilch bewährt. Oft basiert eine Stuhlverstopfung nicht nur auf Trägheit des Darms, sondern auf Verkrampfungen. Hier sind Blütentees (z. B. Kamille) mit Fenchel, Kümmel, Anis am Platze, sowie Massagen und Entspannungsübungen mit Lösung der Zwerchfellatmung. Von allergrößter Bedeutung ist die Einübung einer bestimmten Tageszeit zur Stuhlentleerung, am besten wohl am Morgen. Gefährlich ist es, sich an Abführmittel zu gewöhnen. Dafür wird man sich notfalls besser mit einem Klistier helfen.

Die *Zahnkaries* ist vor allem in Kindheit und Jugend durch eine vollwertige Ernährung zu verhüten. Doch läßt sich auch in der zweiten Lebenshälfte noch manches durch diätetische Maßnahmen gegen diese Krankheit ausrichten. Zwei Komponenten sind dabei zu beachten: Das Getreide als ganzes Korn verarbeitet (insbesondere geschrotet als Frischkornmüsli) sollte einen bevorzugten Platz in der täglichen Kost einnehmen, dagegen sollten sämtliche raffinierten Produkte, vor allem Weißmehl und Zucker, gemieden werden. Neben der Ernährung ist zur Verhütung eine sorgsame Mundhygiene unerläßlich.

Es ist nicht möglich, im Rahmen dieses Buches eine Diätetik bei Erkrankungen der *Leber und Galle* zu bringen, doch sollen im Sinne der Gesundheitshygiene, das heißt, der Bedeutung des Wortes entsprechend, der „Gesundheitsvorsorge“, einige Hinweise gegeben werden.

Nichts kränkt die Leber so sehr wie das hastige Herunterschlingen der Speisen. Darum gilt es, um die Leber gesund zu erhalten, aufmerksam zu schmecken und jeden Bissen gründlich zu kauen und einzuspeicheln. Auch sollten wir eiskalte Getränke vermeiden und darum alles, was aus dem Eisschrank kommt, wenigstens Zimmertemperatur annehmen lassen. Gut für den Aufbau der Leber sind die schon erwähnten Sauermilchprodukte, insbesondere der Quark. Auch braucht die Leber das Süße, aber nicht in Form des raffinierten Zuckers, sondern im organischen Zusammenhang einer Frucht, als vollwertiges, nicht denaturiertes Erzeugnis. Zu Beginn einer Mahlzeit ist es gut, die Leber durch eine leicht bittere Komponente anzusprechen. Das läßt sich erreichen mit Hilfe von Gewürzen zu Suppe oder Salaten.

Für Leber und Galle sind alle Fremdstoffe in der Nahrung belastend. Hier spielt die Nahrungsqualität besonders auch der Fette eine große Rolle. Schließlich ist die rhythmische Ordnung der Nahrungsaufnahme zu beachten, also regelmäßig essen, Zwischenmahlzeiten einnehmen, und dafür zu den Hauptmahlzeiten die Portionen geringer halten.

Die Funktion der *Bauchspeicheldrüse* ist heute bei sehr vielen Menschen gestört. Das äußert sich oft nur im allgemeinen Unwohlsein im Bereich der Verdauungsorgane und Unverträglichkeit von Fett und Süßspeisen. Im Gegensatz zur Leber, in deren Gewebe sich eine ständige Umsetzung der Stoffe vollzieht, waltet in der Bauchspeicheldrüse vollständige Stoffwechselruhe, fast so wie im Nervensystem. Dabei greift sie durch Sekretion ihrer Verdauungssäfte in den Abbau von Eiweiß, Fett und Kohlenhydraten beherrschend ein. Sie ist geradezu die übergeordnete Zentrale des Stoffwechsels. Kein Wunder, daß sie bei der heutigen Form der Ernährung und Qualität der Nahrungsmittel vielfach gekränkt wird.

Was ist nun in der diätetischen Praxis bei Störungen der Bauchspeicheldrüse zu bedenken? Vor allem: Vorsicht mit Fett! Die Tagesmenge an Öl und Butter darf 50 g auf keinen Fall überschreiten. Keine tierischen Fette mit Ausnahme frischer Butter, keine Vollmilch, Sahne, keinen vollfetten Käse. Jedes mit erhitztem Fett zubereitete und fettdurchzogene Essen ist zu meiden. Ferner keine Süßigkeiten, einschließlich Schokolade, keine Röstprodukte und Räucherwaren.

Mit Gemüse müssen Erfahrungen gesammelt werden, da die Verträglichkeit individuell verschieden ist. Zurückhaltend mit Gurken, Hülsenfrüchten, Lauch, Sellerie, Paprika, Pilzen, Zwiebeln und scharfen Gewürzen wie Meerrettich, Senf und Pfeffer. Zu empfehlen ist Getreide in fein geschroteter, gut aufgeschlossener Form. Beim Überbakken Vorsicht, daß keine Röstprodukte entstehen! Gut vertragen werden Spätzle aus Vollkorn, Nudeln, Grieß. Dazu leichte Gemüse und Salate, als Kompott Apfelmus, weiche Birnen, Aprikosen, Pfirsiche, Heidelbeeren, in roher Form auch Äpfel, Erdbeeren, Himbeeren, ausgereifte, weiche Aprikosen, Pfirsiche ohne Haut, Orangen, Grapefruit. Süßen mit Honig, Fruchtdicksäften, Ahornsirup, Malzextrakt.

Von Milchprodukten werden meist gut vertragen: Butter, Sauer-Magermilch, Bioghurt, magerer Käse und Qark.

Zuckerkrankheit, Diabetes, ist eine Volkskrankheit, die sich immer mehr ausbreitet. Kaum abzuschätzen ist die Zahl derer, die zu ihr neigen, ohne daß die Diagnose gestellt wird.

Zur Behandlung und Verhütung spielt die Ernährung eine Hauptrolle. Es gibt eine umfangreiche Literatur über die Diätetik bei der Zuckerkrankheit. Sie ist in ihren Grundzügen bekannt. Hier soll eine Überschau gegeben werden auf der Grundlage der anthroposophischen Anschauung.

Rudolf Steiner widmet dem Diabetes in dem Buch „Grundlegendes zu einer Erweiterung der Heilkunst nach geisteswissenschaftlichen Erkenntnissen" ein besonderes Kapitel[34] und beschreibt diese Krankheit als eine Störung, bei der das menschliche Ich zu schwach in den Kohlenhydratstoffwechsel eingreift. Wie ist das zu verstehen? Der Geist braucht zu seiner Manifestation in der irdischen Welt den Stoff. Der Zucker ist nun die Substanz, durch die sich das Ich im Leibe verankert. Er ist im Blut gelöst und wird in Schwankungen von Milligramm-Prozent in konstanter Menge gehalten. Dabei wird in ständigem Wechsel Zucker veratmet und wieder neu auskristallisiert. Große Drüsen wie Leber und Bauchspeicheldrüse regeln diese Prozesse und ergreifen den Nahrungsstrom. Das alles läßt sich auf stofflicher Ebene verfolgen, doch offenbart sich in diesen Vorgängen die Tätigkeit einer ichhaften Geistigkeit, die sich mit Hilfe des Zuckers die Möglichkeit schafft, an allen organischen Vorgängen teilzunehmen und den Organismus seinem Wesen gemäß zu durchkraften und durchzuorganisieren. Es ist verständlich, daß das Ich durch eine zu starke intellektuelle Beanspruchung und wiederholte Aufregungen — wie z.B. in Streßsituationen — von dieser Aufgabe abgezogen wird.

Durch ein Kohlenhydrat, das wie beim Getreidekorn noch ganz in einen geschlossenen Verband, vor allem in eine Komposition mit Mineralien, eingefügt ist, wird das Ich schon zu Beginn der Verdauung im Munde in rechter Weise engagiert und gekräftigt. Dagegen wird es durch ein raffiniertes Produkt wie Weißmehl oder Industriezucker zu wenig gefordert. Rudolf Steiner drückt das in einem Vortrag in folgenden Worten aus[52]: „Ich werde stark durch den Kräfteeinsatz, Kohlenhydrate in Stärke, Stärke in Zucker zu verwandeln ... In Weizen, Korn, Roggen finden sich die Kohlenhydrate so, daß der Mensch in der günstigsten Weise Stärke bereitet, Zucker bereitet, sich also so stark machen kann als es nur möglich ist."

Bei allen Berechnungen der Kohlenhydrate in den Tabellen für Diabetiker ist dem qualitativen Element mehr Gewicht zu geben. Raffinierte Produkte sollten auch in kleinen Mengen und trotz Berücksichtigung der tolerierten Broteinheiten prinzipiell gemieden werden.

Zu einer Aktivierung des Ich im Stoffwechselbereich führen die Gewürzkräuter. Die Lippenblütler durchwärmen den Stoffwechsel und bereiten damit dem Ich durch die Blutwärme den Weg in den Körper. Rudolf Steiner empfiehlt beim Diabetes den Rosmarin als Badezusatz. Das ist inzwischen ein gesicherter Bestandteil der in anthroposophischer Richtung orientierten Therapie geworden. Die anregende Wirkung erfolgt durch das ätherische Öl, auch bei der Verwendung als Gewürze. Die Doldenblütler wirken in anderer Weise. Ihre feinziselierten Blätter zeigen, wie die Pflanze stark von Lichtkräften durchformt wird. Auch der Blütenstand ist bestrebt, sich in kleinsten Gebilden aufzulösen. Damit bringt die Pflanze eine Tendenz zum Ausdruck, die der Kohlenhydratverdauung im Menschen entspricht. Die Stärke wird zu Zucker abgebaut und dieser dann im Blut gänzlich „veratmet" oder, wie R. Hauschka es beschreibt[53], die Pflanze „verblüht" im Menschen. Diesen Prozeß kann der Diabetiker nicht leisten. Die Doldenblütler demonstrieren ihn uns, wenn wir ihre „Signatur" auf uns wirken lassen. Und sie sind ein wertvoller Bestandteil der Diät beim Diabetes.

Unter den Getreiden ist der Hafer ein Heilmittel bei der Zuckerkrankheit. Hafertage haben sich seit je bewährt. Ein altes Volksheilmittel, auf das Eduard A. Brecht in seinen lesenswerten „Kochrezepten" (zu erhalten im Reformhaus) hinweist, ist die Haferabkochung: Wir kochen eine kräftige Handvoll Haferkörner ca. eine Stunde bei geringster Hitze und seihen ab. Von dem Absud trinken wir über den

Tag verteilt jeweils ein Täßchen. Es ist dasselbe Prinzip wie beim Gerstenwasser (Barleywater, siehe Rezepte). Während sich jedoch die heilsame Wirkung der Gerste auf den Magen-Darm- und Lungenbereich, bei Fieber und Erkältungen, richtete, heilt das Haferwasser den gestörten Stoffwechsel des Diabetikers.

Beste Erfahrungen hat man mit Rohkostkuren gemacht. Durch sie wird der Stoffwechsel aktiviert und zugleich entlastet. Eine Rohkostkur muß längere Zeit unter ärztlicher Aufsicht durchgeführt werden. Man verordnet sie in milder Form: morgens ein Hafermüsli mit Äpfeln und Nüssen, mittags eine gut gewürzte Rohkostplatte, als Zwischenmahlzeit Sauermilch. Abends zur Quarkspeise Knäckebrot mit Butter und Tee.

Besonders gut wird vom Diabetiker das Kohlenhydrat des Topinambur mit seinem hohen Fruchtzuckeranteil toleriert. Dieses Knollengewächs, eine Schwester der Gartensonnenblume, enthält ein Enzym, die Inulase, durch das im menschlichen Organismus der Zuckerabbau ohne Inanspruchnahme des Insulins geleistet werden kann. Der Topinambur eignet sich gut in geraspelter Form zur Rohkost mit Apfel, Sellerie oder Sauerkraut, als Müsli oder als gedämpftes Gemüse; niemals aber kochen wir ihn in Wasser, da hierbei die Inulase zerstört wird[54].

So gut der Fruchtzucker im natürlichen Verband vom Diabetiker umgesetzt werden kann, als isoliertes Produkt — wie er weithin empfohlen wird — ist er kein harmloser Bestandteil unserer Nahrung. Er kommt in den Naturprodukten nur in geringer Konzentration vor. So kann er bei der Herstellung nicht aus Pflanzensäften isoliert werden, sondern wird durch hydrolytische Spaltung von Inulin in der Zichorie oder Topinamburknolle gewonnen oder durch Hydrolyse der Saccharose. Der im Handel geführte „Fruchtzucker“ ist ein derartiges weitgehend denaturiertes Erzeugnis. Viele Verbraucher geben sich der Täuschung hin, ein Konzentrat aus einer Frucht vor sich zu haben. Die Stoffwechselvorgänge im menschlichen Organismus sind auf die massive Dosierung der isolierten Fructose gar nicht eingestellt. Es kommt zu Azidose (Übersäuerung) und Störungen im Fettstoffwechsel — also zu einer schweren Belastung für den Diabetiker.

Wie aber soll der Diabetiker seine Speisen süßen? Wir warnen vor künstlichen Ersatzpräparaten, deren Süße eine reine Illusion vermittelt und das Eingreifen des Ich korrumpiert. Wer sich in der Wahrnehmung von Sinnesqualitäten geübt hat, wird das bestätigen. Der Diabetiker steht vor der Aufgabe, sich umzugewöhnen und an der natürlichen Süße einer Frucht Genüge zu finden. Auch wird er sich durch eigene Aktivität seinen Zucker im Munde selbst herstellen. Er versuche es einmal: Ein gekautes Stück Brot gewinnt nach einiger Zeit ein erstaunlich süßes Aroma. Und muß man denn seinen Tee süßen? Der erste Schritt zur erfolgreichen Umstellung ist allerdings Verzicht. Und gerade darin haben es viele Diabetiker schwer. Sie lassen sich gar zu gerne von der reinen Triebhaftigkeit beim Essen und Trinken beherrschen, statt die Begierdenwelt vom Ich zu steuern und ein neues Ernährungsbewußtsein zu entwickeln. Darin liegt eine hohe Aufgabe — es bedeutet geistige Überwindung der Krankheit. Aber auch Gleichgültigkeit gegenüber der Nahrungsaufnahme sollten wir nicht aufkommen lassen. Die Lust am Essen ist weiter zu pflegen, aber eine Lust, die in einer geistgemäßen Realität gegründet ist: die dem Leben und der Gesundheit dient.

Ein weitverbreiteter Irrtum, der auch bei Ärzten grassiert, ist dieser: der Diabetiker brauche viel Eiweiß, insbesondere Fleisch. Dabei ist bekannt, daß durch hohen Eiweißkonsum der Boden für die Arteriosklerose bereitet wird. Und gerade diese ist die gefürchtetste Komplikation des Diabetikers. Wir sollten uns auf hochwertiges pflanzliches Eiweiß beschränken, ergänzt durch Milcheiweiß.

Wenn wir die skizzenhaften Darstellungen überschauen, können wir zu dem Schluß kommen: Die Diät bei Diabetes ist im Grunde gar keine Sonderkost. Sie ist in ihren Grundzügen die ideale Kost für jedermann.

Auf eine Kostform, die geeignet ist, die *Arteriosklerose* zu verhüten, wurde schon mehrfach hingewiesen. Daher können wir uns hier auf eine kurze Zusammenfassung beschränken. Oberstes Gesetz: Nicht zu viel Eiweiß und Fett, keine raffinierten Kohlenhydrate! Wir wählen eine Ernährungsweise, welche die Dynamik des Stoffwechsels anzuregen vermag. Das gelingt mit Hilfe von vollwertigem Getreide, Gewürzen, Früchten, Sauermilchprodukten, Salaten, wertvollen Ölen. Von den Gemüsearten bevorzugen wir solche, die einen Schwefelprozeß enthalten, der einer Verhärtung entgegenwirkt. Er findet sich besonders in Zwiebel, Knoblauch und Kreuzblütlern wie Kresse, Senf, Löffelkraut und Meerrettich. Auch ist er im Kohl ausgeprägt. Die Schwerverdaulichkeit, die dem Kohl oft nachgesagt wird, gilt nur beim Kunstdüngeranbau. Demeter-Kohl wird auch von Menschen mit Verdauungsschwäche gut vertragen, insbesondere wenn man die entsprechenden Gewürze zufügt.

Die Wärmeprozesse sind durch Getreide, vor allem Hirse, Gewürze aus der Familie der Lippenblütler und Öle mit einem hohen Gehalt an ungesättigten Fettsäuren anzuregen.

Bei der *Rheuma-Diät* gelten die gleichen Richtlinien[55]. Nur ist hier noch stärker die Möglichkeit gegeben, Schlacken im Gewebe zu mobilisieren und zur Ausscheidung zu bringen. Daher sind auch von Zeit zu Zeit Saft- oder Rohkostkuren angebracht. Zur Unterstützung sind Birkenblättertee, Birkenelexier oder Fruchtsäfte hilfreich. Der Fleischverzehr ist wegen der Harnsäurebildung einzuschränken oder am besten ganz zu unterlassen.

Da beim rheumatischen Komplex, zu dem auch die Gelenkveränderungen gehören, Formkräfte fehlen, ist die Kieselkomponente in der Nahrung zu berücksichtigen. Hier ist vor allem der Honig neben der Gerste als ein heilsames Mittel zu empfehlen.

Eine weit verbreitete Krankheit, die vorwiegend in der zweiten Lebenshälfte auftritt und an der heute jeder fünfte Mensch stirbt, ist der *Krebs*, das *Carcinom*. Es ist ein vielschichtiges Geschehen, das nur im Zusammenhang von Leib, Seele und Geist zu verstehen ist und nicht nur auf eine einzelne Ursache zurückgeführt werden kann. Sicherlich spielt jedoch eine Schädigung des Stoffwechsels bei der Entartung der Zellen eine wesentliche Rolle, so daß eine Fehlernährung die Krebsdisposition fördert.

Nun ist der Begriff der „denaturierten Nahrung“ zu allgemein, um aus ihm die Grundlagen für eine krebsfeindliche Kostform ableiten zu können. Wir müssen daher zunächst nach dem Wesen der Krebskrankheit fragen. Erst wenn wir Einsichten gewinnen, in welcher Weise sich dieses Geschehen im Organismus entwickelt, können wir sinnvolle Richtlinien für eine Diätetik zur Überwindung der Krebsdisposition aufzeigen.

Da ist zunächst die gestörte Zellatmung zu betrachten. Die Krebszelle atmet nicht richtig, sie wird nicht in den „Luftorganismus“ des Menschen eingeschlossen. Dadurch kann der in ihr enthaltene Zucker nicht veratmet werden und gerät in Gärung. Es gilt also, da die Zellatmung nicht isoliert gesehen werden kann, aktivierend auf die Atmung zu wirken. Damit ist ein allgemein menschliches Problem angesprochen — bis hin zum Abbau unbewußter Ängste. Von Seiten der Ernährung sind Atemfermente zuzuführen, die sich als Eisen und Magnesium im grünen Blatt oder im Getreide und in Samen finden. Zum anderen ist raffinierter Zucker streng zu meiden und die Kohlenhydratzufuhr wie beim Diabetiker zu regeln. Schließlich kann der Organismus durch milchsaure Gärprodukte in der Nahrung angeregt werden, die Gärung in der Zelle zu beherrschen.

Mit der Zellatmung ist der Lichtstoffwechsel verbunden, der bei der Krebszelle gestört ist[21]. Daher ist bei der Krebsdiät eine hohe Lichtqualität der Nahrung anzustreben (s. Seite 54).

Ein ähnliches Phänomen ist in der Störung des Wärmehaushaltes in den betroffenen Organgebieten gegeben. Die Krebszelle wurde von Rudolf Steiner als ein Kälteherd beschrieben. Daher kann ihr Wachstum nicht vom Ich beherrscht werden und fällt aus der Ganzheit des Organismus heraus. In dieser Situation haben sich Überwärmungsbäder bewährt. Mit der Misteltherapie werden ebenfalls Temperaturerhöhungen angestrebt[56]. Auch mit der Ernährung können wir heilsam auf den Wärmehaushalt wirken. Wie das zu praktizieren ist, wurde im Vorhergehenden dargestellt.

Wie verhält es sich mit dem Eiweiß? Wir müssen Sorge tragen, daß im Darm keine Eiweißfäulnisprozesse entstehen, die durch die Entgiftungsfunktion der Leber nicht kompensiert werden können. Die Gifte schädigen dann die Zellen, die sich im Vorstadium der Entartung befinden. Daher sorgen wir für eine Sanierung der Darmflora (milchsaure Produkte) und vermeiden solches Eiweiß, das die Fäulnis im Darm vermehrt. Dazu gehören Fleisch, Fische, Pilze und Eier.

Bei der Krebsdisposition ist besonders die Leber zu unterstützen. Wir verweisen hier auf die bereits angeführten diätetischen Empfehlungen.

Eine weit verbreitete Unsitte ist der Verzehr von Tomaten über das ganze Jahr hin. Rudolf Steiner hat dieses Produkt für den Krebskranken ausdrücklich verboten. Man sollte daher im Hinblick auf die so weit verbreitete Krebsdisposition die Tomaten nur auf den Tisch bringen, wenn sie bei uns im Freien reifen. Auch die Kartoffel ist mit Vorsicht zu genießen. Sie ist ja keine echte Wurzel, sondern entwickelt eine Knolle, die zum Blatt-Stengelbereich gehört und unter die Erde geraten ist. Auch die Tatsache, daß es zur Bildung des giftigen Solanin kommt, wenn die Knolle beim Keimen dem Licht ausgesetzt wird, zeigt, daß bei der Kartoffel die Bildekräfte verschoben sind.

Vorsicht ist auch gegenüber manchem Konservierungsverfahren geboten. So sind mit Gammastrahlen behandelte Lebensmittel entschieden wegen einer krebsfördernden Wirksamkeit abzulehnen[57].

Nun dürfen wir allerdings mit der Deklarierung von krebsfördernden Substanzen nicht über das Ziel hinausschießen. Mit vielem läßt sich an Versuchstieren Krebs erzeugen, wenn man es in hoher Dosierung zum Einsatz bringt. Damit ist noch nicht gesagt, daß die Substanz, wenn sie im natürlichen Verband des Nahrungsmittels verbleibt, im Menschen carcinogen wirkt.

Die diätetischen Ratschläge konnten nur fragmentarisch sein und Anregungen vermitteln. Sie sind stets auf die individuellen Bedürfnisse abzustimmen. Eine Normalkost, wie sie von uns angestrebt wird, kann einer allgemeinen Gesundheitsvorsorge dienen. Sie bedarf in Krankheitsfällen nur einer geringfügigen Abwandlung. Grundsätzlich sind wir bestrebt, den Kranken sobald wie möglich wieder in die Tischrunde einzugliedern[58].

Die Lust am Essen und Trinken

Hunger und Durst dienen natürlichen Bedürfnissen, die als Erlebnisse für die Seele auftreten: ein Verlangen nach Nahrungsaufnahme, das zur Befriedigung drängt. Dabei wird nicht nur eine allgemeine Sättigung gewünscht, sondern ganz spezifische Neigungen melden sich. Es stellt sich ein Appetit auf besondere Dinge ein, während anderes abgelehnt wird. So legen wir früh am Morgen weniger Wert auf eine gekochte Gemüsemahlzeit und bevorzugen stattdessen vielleicht ein Bircher-Müsli.

Nun hat die Nahrungszufuhr aber nicht nur die Aufgabe, den Mangelerscheinungen Hunger und Durst abzuhelfen; mit dieser physiologischen Bedeutung ist noch eine Steigerung des seelischen Erlebens verbunden: der Lustgewinn. Es ist von der Natur zugelassen, daß der Mensch Freude am Essen hat. Ja, sie gehört dazu! Je mehr für den Menschen das Essen zu etwas Erfreulichem wird, desto besser bekommt es ihm.

Dieser Lustgewinn durch die Nahrungsaufnahme ist aber nur insoweit berechtigt, als er sich in physiologischen Grenzen bewegt. Das heißt, die Lust am Essen hat ihre Bedeutung im Sinne einer natürlichen Ordnung, die — wie nunmehr in einer kurzen Betrachtung dargestellt werden soll — durch die Nahrung den menschlichen Leib als Instrument für Geist und Seele ständig neu bildet und erhält.

Das Ich des Menschen kann sich auch mit Hilfe seiner leiblichen Sinne wie des Geschmacksinns Lustgefühle verschaffen, die über das Maß hinausgehen, das durch den natürlichen Zweck gegeben ist. In diesem Fall erweist man der geistigen Ordnung durch die Nahrungsaufnahme keinen Dienst. Im Gegenteil: man stört die Ordnung. Das wird nicht immer sogleich bemerkt; nur bisweilen fühlt man sich durch eine Übersättigung etwas unwohl. Aber immer, auch wenn man es nicht oder kaum wahrnimmt, bringt der Schritt über die Grenze des natürlichen Ordnungsbereiches Belastung; denn es werden Funktionskreise über Gebühr in Anspruch genommen.

Aus den Bereichen der Naturordnung entstammt der Trieb zu dieser Art Lustgewinn nicht. Die Wünsche zur Nahrungsaufnahme entspringen hierbei nicht einem Bedürfnis des Leibes, sie konnten nur entstehen, weil das Ich eingegriffen hat, um sich eine Lust zu verschaffen.

Bei derartigen sinnlichen Trieben sind Kräfte im Spiel, die sich der geistigen Weltordnung entgegensetzen und das Ich erniedrigen. Begierdenhafte Wünsche gehören nicht zur wahren Natur des Ich, sondern hängen mit geistigen Wesenheiten zusammen, die sich an das Ich des Menschen heranmachen, um es zu Begierden aufzustacheln. Diese Begierden können nur durch die Sinne befriedigt werden, in unserem Fall durch den Geschmackssinn.

Der Mensch verfällt diesen Widersachermächten immer dann, wenn er Lust gewinnt außerhalb der natürlichen Ordnung. Dadurch wird in seinem Ich etwas zerstört. Er bemerkt das zwar mit seinem Alltagsbewußtsein nicht, doch verliert er an innerer Substanz. Rudolf Steiner weist besonders auf die Wirkung dieser Zerstörung im nachtodlichen Sein hin. Er schreibt in seinem Buch „Die Geheimwissenschaft im Umriß“ [59]: „Wenn der sinnliche Genuß als Ausdruck des Geistes Erhöhung, Entwicklung des Ich bedeutet, so derjenige, der ein solcher Ausdruck nicht ist, Verarmung, Verödung desselben. Wird eine derartige Begierde in der Sinnenwelt befriedigt, so bleibt ihre verödende Wirkung auf das Ich deshalb doch vorhanden.“

Diese Darstellung der geistigen Hintergründe der Begierde knüpft Rudolf Steiner an das Beispiel der Nahrungsaufnahme an. Wir aber stehen vor der schweren Aufgabe, von Fall zu Fall zu entscheiden, ob die Lust am Essen und Trinken Ausdruck eines echten Bedürfnisses des Leibes ist oder lediglich der Befriedigung einer bloßen Begierde dient.

Vor diese Entscheidung fühlte sich schon Augustin gestellt. Er schreibt in seinen „Bekenntnissen“: „Du hast mich gelehrt, Speise und Trank zu benutzen wie Heilmittel, die ich einnehme, aber während ich von der Beschwerde der Bedürftigkeit zur Ruhe in der Sättigung übergehe, lauert in diesem Übergange selbst die Begierlichkeit mit ihren Fallstricken mir auf ... Und während der Zweck des Essens und Trinkens die Erhaltung des Leibes ist, schließt sich als Begleiter der gefährliche

Genuß an ... und oftmals bleibt ungewiß, ob die notwendige Sorge für den Leib noch weitere Hilfe verlangt, oder die Begierlichkeit uns täuscht, und der Genuß bedient sein will."

Diese Worte sind nicht im Sinne einer abgelebten Askese zu interpretieren. Sie sind durchaus noch zeitgemäß, schließen sie doch den geistig berechtigten Lustgewinn ein.

Bei vielen jungen Menschen erwacht heute in ihrem Suchen nach einer neuen Sinngebung ihres Daseins Interesse an Ernährungsfragen. Sie sind oft enttäuscht, wenn ältere Menschen in diesen Dingen nur materielle Notwendigkeiten sehen, die so nebenher zu erledigen sind oder sich, der geistigen Realität spottend, auf diesem Felde gewohnheitsmäßig fragwürdige Genüsse verschaffen.

Wie aber können wir Heutigen der Gefahr entgehen, bei der Lust am Essen der Begierde zu verfallen? Der Instinkt ist weithin im Schwinden, und es ist dem Menschen aufgegeben, in freier Einsicht ein neues Verhältnis zur Nahrung und damit auch eine neue Sensibilität zu erwerben, um sich dann in Freiheit in die erkannten und erlebten Ordnungen zu fügen. Diese Aufgabe gewinnt immer mehr an Bedeutung; denn der physische Leib wird immer feiner erlebt in seiner Stimmung, nicht nur in bezug auf die Gesundheit, sondern auch als Instrument für Seele und Geist. Der Mensch kann durch den Leib ein erhöhtes Bewußtsein von der Außenwelt, aber auch von seinem Selbst erlangen.

Diese erhöhte Sensibilität des physischen Leibes im Hinblick auf die Nahrungsaufnahme kann der Mensch durch den anthroposophischen Schulungsweg verstärken. Rudolf Steiner sagt dazu[60]: „... der Organismus wird durch geistige Schulung so bearbeitet, daß er das Richtige schmeckt. Was nicht für ihn passend ist, das riecht und empfindet der Mensch dann als unsympatisch. Eine eigentümliche Perspektive, eine Perspektive, die vielleicht materialistisch genannt werden kann. Sie ist aber gerade das Gegenteil davon. Diese Art von Appetit, daß Sie das eine lieben und beim Essen bevorzugen, das andere hassen und nicht werden essen wollen, das wird sich als eine Folge des anthroposophischen Arbeitens ergeben."

Eine weitere Hilfe ist es, sich nun speziell mit dem geistigen Hintergrund der Ernährung auseinanderzusetzen, das heißt die Bildekräfte beispielsweise einer Frucht in ihrem Zusammenhang mit dem Ganzen des Universums zu erleben. Dann ist uns Essen und Trinken nicht bloß eine stoffliche Tatsache; wir werden uns bewußt, daß wir mit der Nahrung kosmische Kräfte in uns aufnehmen, die sich dem Erdenstoff verbunden haben.

Im menschlichen Organismus ist die Ich-Wesenheit des Menschen bei allen Stoffwechselprozessen engagiert. Sie begegnet hierbei tief unter der Schwelle unseres Bewußtseins den kosmischen Ordnungen, wenn die Substanzen abgebaut werden. Dieser Abbau ist gewissermaßen eine Rückverwandlung des Stoffes in Geist. Er ist seinem Wesen nach ein Wollen. Im Denken fallen, wie schon ausgeführt, Stoffe in einem Salzprozeß aus, im Vorgang des Wollens werden sie dagegen aufgelöst.

Rudolf Steiner hat darüber an bedeutender Stelle seines Vortragswerkes an Sylvester 1922 gesprochen[61]. Er schilderte, wie die Naturschöpfung, zu der ja auch der physische Leib und der Ätherleib des Menschen gehören, durch geistige und seelische Tätigkeit des Menschen in eine höhere Existenz verwandelt werden soll — in eine ferne Zukunft hinein. Dazu ist der Mensch als Bürger zweier Welten, der irdisch-stofflichen und der geistigen Seinsform vorbestimmt. „Soll daher die äußere Natur nicht ersterben, dann muß ihr das gegeben werden, was der Mensch durch seinen astralischen und durch seinen Ich-Leib hat. Das heißt, da er durch seinen astralischen Leib und durch seinen Ich-Leib selbstbewußte Vorstellungen hat, so muß der Mensch, wenn er der sonst ersterbenden Erde die Zukunft sichern will, dasselbe in sie hineinstellen, was in ihm übersinnlich-unsichtbar ist.“ Dadurch, daß der Mensch in sich selbst den Geist lebendig macht, kann er auch in das, was ihn sonst als dem Tode Geweihtes umgibt, „den Geist hineinbannen ... Indem er seine Gedanken selber belebt, verbindet er sich durch seine eigene Wesenheit komunizierend, die Kommunion empfangend, mit dem die Welt durchdringenden, ihre Zukunft sichernden Göttlich-Geistigen.“

Das ist eine Aufgabe, die mit spiritueller Erkenntnis zu leisten ist. Sie ist jedoch gegründet in den organischen Bildungen und physiologischen Prozessen des menschlichen Leibes. An diesen haben Ich und Astralleib weit unter der Schwelle des Bewußtseins Anteil. Und hier wirken die kosmischen Kräfte der Sternenwelt. In den Formgebilden der ruhende Tierkreis, in den Säfteströmungen die Bewegungen der Wandelsterne[61a].

Rudolf Steiner führt nun die Begegnung des Geistig-Seelischen des

Menschen mit der Natur und der Sternenwelt bis hin zur intimsten Durchdringung bei der Ernährung: „Es ist ja so, daß, wenn wir hinschauen auf irgendein Gebilde der Erde, das wir als unsere Nahrung in uns aufnehmen, wir in ihm dann ein Abbild haben der ruhigen Sterngruppierungen. Das nehmen wir auf. Wir nehmen das Sternenwesen, das Himmelswesen in uns auf mit dem Stoff der Erde, der im Erdenwirken enthalten ist."

In den Stoffwechselprozessen wird das Stoffliche wieder in Geist zurückverwandelt. Auf diese Wirksamkeit gründet sich das menschliche Wollen. „Aber wir müssen uns bewußt sein, daß wir als Menschen in unserem Wollen, in unserem von Liebe durchzogenen Wollen dasjenige, was Stoff geworden ist, in Geist zurückwandeln, eine wirkliche Transsubstantiation vollziehen." Das ist die Grundlage dafür, daß ein gedanklich-geistiges Leben in uns lebendig werden kann und wir uns unseres Darinnenstehens in der Welt bewußt werden.

Rudolf Steiner hat am Ende des Vortragszyklus diese Zusammenhänge in einem Mantram zum Ausdruck gebracht. Dieses Mantram kann uns helfen, Essen und Trinken in das geistige Leben einzubeziehen und ein neues Verhältnis zur Nahrungswelt zu gewinnen.

„Es nahet mir im Erdenwirken,
In Stoffes Abbild mir gegeben,
Der Sterne Himmelswesen:
Ich seh' im Wollen sie sich liebend wandeln.

Es dringen in mich im Wasserleben,
In Stoffes Kraftgewalt mich bildend,
Der Sterne Himmelstaten:
Ich seh' im Fühlen sie sich weise wandeln."

Das gemeinsame Mahl

Es ist eine alte Erfahrung: Ein gemeinsames Mahl schafft Beziehungen zwischen den Menschen. Das drückt schon das alte Wort „Kumpan“ aus. Es stammt aus dem Lateinischen und ist aus den Silben cum = mit und pan = Brot gebildet worden. Der Kumpan ist derjenige, mit dem ich das Brot teile, mit dem ich gemeinsam esse. Mit ihm fühle ich mich eng verbunden, er ist mein „Kumpel“.

Die Tatsache, daß man sich beim Essen näher kommt, machen sich Politker oder Geschäftsleute zunutze. Aber auch für den familiären Zusammenhang ist es wesentlich, daß man sich so oft wie möglich an der gemeinsamen Tafel findet.

Der alleinstehende Mensch sollte anstreben, häufiger einen Partner zum Essen zu laden. In Gesellschaft schmeckt es besser. Denn wenn die Nahrungsaufnahme zu einem geselligen Akt wird, kann eine ganz andersartige Atmosphäre bei Tisch entstehen — eine Atmosphäre, die Gemeinsamkeit erzeugt.

Wie stark das gemeinsame Mahl im Sozialen wirkt, sehen wir daran, daß gewisse Regeln bei Tisch — im Gegensatz zu anderen Lebensbereichen — allgemein anerkannt und auch eingehalten werden. In der Tafelrunde ist es unter halbwegs zivilisierten Menschen auch heute durchaus noch üblich, Sitten zu pflegen, die gegenseitige Aufmerksamkeit verlangen, während man sich auf anderem Felde keineswegs mit gleicher Rücksichtnahme begegnet. So gibt man acht, ob der Nachbar oder der Gegenübersitzende versorgt ist, und reicht ihm die Schüssel, ehe man sich selbst bedient. Man wartet mit dem Essen, bis jeder genommen hat. Dann wendet man sich der Runde zu und wünscht allen einen guten Appetit. Auch beim weiteren Verlauf des Mahles achtet man darauf, ob es dem Nächsten an nichts mangelt. Man scheut sich auch nicht, andere zu bitten, etwas herüberzureichen. So entsteht in der Runde ein lebhafter Kontakt. Bleibt ein letztes Stück übrig, auf das außer einem selbst ein anderer noch Wert legen könnte, stellt man eine entsprechende Frage an die Tischrunde und greift erst dann zu, wenn beteuert wird, man könne es ruhig nehmen. Diese Verhaltensweisen werden nicht als Etikette, sondern als tief eingewurzeltes menschliches Bedürfnis geübt.

Was wir in dieser Weise bei Tisch üben: die Zuwendung zum anderen Menschen, die Entdeckung, was er braucht, ihm das Entsprechende reichen, sich selbst zurückstellen — alles das kann ein Urbild sein dafür, wie wir mit Menschen auch auf anderen Lebensgebieten Umgang pflegen sollten.

Aus der altindischen Mythologie ist eine Legende überliefert: Vishnu hatte alle Weisen und Heiligen zu einem großen Festmahl eingeladen. Die köstlichsten Speisen und Getränke standen vor den Gästen auf der Tafel. Aber Vishnu stellte die Bedingung, daß beim Essen nicht die Ellbogen krumm gemacht werden durften. Es entstand eine allgemeine Ratlosigkeit, die meisten gingen erbost fort. Nur einige wenige kamen darauf, was Vishnu im Sinn hatte, nämlich dem Tischgenossen die Bissen zu reichen.

Warum bilden sich beim gemeinsamen Mahl besondere menschliche Beziehungen? Warum wird eine einzigartige Atmosphäre geschaffen, in der sich ein menschlich soziales Klima bilden kann? Wir wollen versuchen, eine Antwort zu finden aus tieferen Einsichten, wie sie uns die Anthroposophie schenkt.

Wir nehmen mit den Speisen Leben in uns auf und lösen es beim Akt der Aneignung aus seiner Verbindung mit der Substanz. Was aber ist das Leben? Wir haben bereits in vorigen Kapiteln versucht, Antworten zu finden und sagten im Einverständnis beispielsweise auch mit Max Planck: Leben ist Geist. Aber, so folgerte der bedeutende Gelehrte, es gibt keinen abstrakten Geist; wenn Lebendiges wirkt, so wirkt Geistig-Wesenhaftes. Das breitet sich beim Essen im Organismus des Menschen aus und verbindet sich mit dessen eigenem Ätherischen.

Was der Mensch mit der Nahrung aufnimmt an Geistigem aus dem Reich des Lebendigen, das verströmt durch den Menschen hindurch wiederum in seinen Umkreis. Rudolf Steiner sagt in einem Vortrag ganz konkret, was vom Hellseher festzustellen ist, wenn der Mensch zum Beispiel Getreide ißt[62]: „Wenn die Körner aufgezehrt werden, geht das Geistige, das mit den Getreidekörnern verbunden ist, in den

Menschen über ... Indem das Materielle zermürbt wird, tritt aus ihm heraus eine geistige Kraft, die unseren Umkreis erfüllt. ... Während der Mensch das Materielle in sich aufnimmt, mit sich vereinigt, sprühen in Strömen die geistigen Kräfte heraus, die mit dem Korne verbunden waren."

Es entsteht also bei der Nahrungsaufnahme eine geistige Atmosphäre, die in ihrer Wesenhaftigkeit von der Art und Qualität der Nahrungsmittel bestimmt wird. Neben der Nahrungsqualität ist auch von Bedeutung, daß die Mitglieder der Tischrunde sich den Speisen mit freundlichem Interesse und mit Achtung vor der Wirklichkeit des Lebendigen zuwenden.

Ein Weiteres kommt noch hinzu: Das Geistige der Nahrung vereinigt sich auch mit dem, was aus den Untergründen der menschlichen Seele heraufspielt. Was tief unter der Schwelle des Bewußtseins in der menschlichen Seele lebt, wird ja immer auch nach außen wirksam. Es prägt nicht nur die Physiognomie und den Blick der Persönlichkeit; wir spüren bei der Begegnung mit einem anderen Menschen immer etwas von seiner Ausstrahlung, die der Hellseher als eine Art Aura deutlich wahrnimmt.

Beim gemeinsamen Mahl vereinigt sich nun die Geistsubstanz aus dem Lebendigen der Nahrungsmittel mit dieser seelischen Wirksamkeit. Und aus dem Zusammenklang beider bildet sich die besondere Stimmung, wenn Menschen miteinander essen.

Küchenpraxis und Rezepte

Zur Küchenpraxis

Es ist wohl deutlich geworden, daß in dieser Schrift versucht wird, die Ernährungsvorgänge aus geistigen Ordnungen heraus zu verstehen. Die dabei gewonnenen Einsichten lassen sich bis in die Küchenpraxis hinein verwirklichen. Darum soll, obwohl es vorzügliche Kochbücher gibt, noch ein praktischer Teil angefügt werden, der mit dem bisherigen eine Einheit bildet. Denn was nützen alle theoretischen Einsichten, wenn sie nicht in die praktische Verwirklichung führen.

Die Rezepte sollen gewisse Richtlinien deutlich machen. Sie sind daher bewußt einfach gehalten und lassen somit auch der Phantasie in der Küche freien Lauf.

Bei der *Zusammenstellung* der Speisen gilt es zu überlegen, was gut zueinander paßt oder was sich in Geschmack und Bekömmlichkeit stört. Nur nicht zu vielerlei kombinieren! Man neigt in unserer Wohlstandsgesellschaft zum üppigen Essen und darf sich nicht wundern, wenn wertreiche Nahrungsmittel wie Vollgetreide durch Überladen des Magens schwer verträglich werden. Andererseits wollen wir keine Askese predigen. Das Essen muß reizvoll und schmackhaft sein, und die Teilnehmer sollten sich gut gesättigt von der Tafel erheben können.

Vorschläge für einen Tagesplan

Zum *Frühstück* bieten sich drei Möglichkeiten an:

1. Brot, Butter, Käse, Quark, evtl. mit süßem Belag wie Honig, Sirup, Malzextrakt u. a.
2. Müsli.
3. Getreidebrei mit Sauermilch, Honig, Früchten, Nüssen.

Hauptgericht

1. Zur Erwärmung und Anregung kleine Mengen einer leichten Suppe oder Gemüsebrühe
2. Frischkost
3. Getreide, Gemüse, evtl. Sauce
4. Nachtisch

Abendessen

Zur Wahl: Leichter Getreideschrotbrei oder Suppe;
süßer Auflauf.
Sauermilch, Buttermilch, Yoghurt
Salat
Brot mit Aufstrich, Kräutertee.

Zwischenmahlzeiten

Grahambrötchen, Knäckebrot, Vollkorngebäck, Sauermilch, Fruchtsäfte, Obst, Tee.

Allgemeine Richtlinien für die Zubereitung

1. Getreide[63]

Reinigung

Wenn das Getreide direkt vom Erzeuger bezogen wird, muß es meist verlesen und gewaschen werden. Bei bereits gereinigtem Getreide kann man auf diese Prozedur verzichten.

Einweichen — Vorquellen

Um das Getreide aufzuschließen, weichen wir es drei bis zehn Stunden ein. Längere Einweichzeiten sind zu vermeiden, da sonst der Keimvorgang einsetzt. Das Getreide quillt beim Einweichen, wobei bestimmte Fermente wirksam werden wie die Phytase, die die an das Phytin gebundenen Mineralstoffe wie Eisen, Magnesium und Phosphor löst und sie dadurch für den Menschen aufnahmefähig macht.

Hirse, Reis, Buchweizen, Weizen- und Maisgrieß, sowie Grünkern brauchen nicht eingeweicht zu werden.

Garen

Das Getreide wird mit dem Einweichwasser kalt aufgesetzt und bei schwacher Hitze mild gekocht. Dabei sollen sich ganze Körner umstülpen. Das Getreide stets in Wasser, niemals in Milch kochen, evtl. in Kümmeltee oder Gemüsebrühe. Salzen erst am Ende des Kochvorgangs. Die Kochzeit richtet sich nach der Art des Getreides und der Härte des Wassers. Ganze Körner benötigen im allgemeinen 1—2 Stunden, Schrot etwa 10 bis 15 Minuten. Oft genügt eine kürzere Zeit, wenn in einem Thermogefäß oder einer Kochkiste Gelegenheit zum gründlichen Nachquellen gegeben ist.

Auch das Wasserverhältnis richtet sich nach der Körnerart, der Wasserqualität und der Einweichzeit. Im allgemeinen gilt als Richtlinie: 1 Teil Getreide und 2—3 Teile Wasser.

Am Schluß des Kochens wird das Getreide abgeschmeckt mit einer Prise Salz und Gewürzkräutern und nach Bedarf wird Fett zugefügt. Nur Gewürze aus Samen und Wurzeln können längere Zeit mitgekocht werden. Will man einen Teil des Getreides noch für eine spätere Mahlzeit am nächsten Tag verwerten, sollte man diese Portion ohne jeden Zusatz lassen.

Nachquellen

Im Anschluß an das Kochen sollten die Körner noch Zeit zum Nachquellen in einer Kochkiste oder an einem anderen warmen Ort haben. Sie schließen sich dadurch weiter auf und werden leichter verdaulich.

Schroten

Es gibt verschiedene Fabrikate von Getreidemühlen für den Haushalt auf dem Markt[64]. Wir geben solchen mit Mahlsteinen gegenüber dem Stahlmahlwerk den Vorzug. Auch sollte die Umdrehungszahl nicht zu hoch sein, um ein Erhitzen des Mahlgutes zu vermeiden. Es empfiehlt sich, für den jeweiligen Gebrauch frisch zu schroten, da das Mahlprodukt durch Lagerung sehr rasch an Qualität verliert.

Wir weichen den Schrot wie die ganzen Körner ein, nur kann die Einweichzeit reduziert werden (1 bis 3 Stunden). Auch die Kochzeit ist erheblich kürzer anzusetzen. Beim Frischkorn-Müsli wird der Schrot nur eingeweicht; zum Morgenbrei mit fein geschrotetem Getreide genügt ein kurzes Aufquellen, bis das Wasser aufgenommen worden ist.

Darren

Das Darren oder Dörren entspricht einem Nachreifen. Es schließt die Körner auf und macht sie leichter verdaulich. Auch können sie in geschrotetem Zustand längere Zeit gelagert werden. Als Fertigprodukt ist gedarrtes Getreide unter dem Namen „Thermogetreide“[65] im Handel.

Zum Darren im Haushalt breitet man das befeuchtete Getreide auf ein Backblech aus und bringt es für 30—60 Minuten bei etwa 70—80 Grad in den Ofen. Es darf nicht rösten und sich nicht zu stark verfärben.

Die nachfolgende Kochzeit wird durch das Darren abgekürzt. Das Getreide bleibt locker, und besonders bei Hafer, Buchweizen, Reis und Hirse wird ein Verkleben durch die Stärke beim Kochen verhindert. Gedarrtes Getreide läßt sich gut schroten. Das ist beim Hafer günstig, der wegen des hohen Fettgehaltes manche Mühlen verklebt.

Weiterverarbeitung

Das gegarte Getreide läßt sich als ganzes Korn oder geschrotet zu den verschiedensten Gerichten weiterverarbeiten, wie zum Beispiel zu Klößen, Backlingen, Aufläufen, Salaten, Püree oder Schnitten. Das wird im Einzelnen bei den Rezepten beschrieben.

Ganze Körner können zu den verschiedensten Zwecken in einem Wolf zerkleinert werden.

Als *Lockerungs-* und *Triebmittel* — auch für Brot und Backwaren — eignen sich Mineralwasser, Buttermilch, Sauermilch, Quark, Backferment Erbe[66], Honig-Salzgärung. Hefe benutzen wir nicht, da die handelsübliche Hefe zu schnell treibt und das Getreide nicht genug aufgeschlossen wird. Das Backwerk ist daher meist trocken und arm an Aroma. Backpulver und verwandte Triebmittel wie Hischhornsalz und Pottasche sind keine Naturprodukte, sondern chemische Salze, die bei Gebäcken kein weiteres Aufschließen der Speisen und keine Aromaverbesserung bewirken.

Zum *Binden* sind empfehlenswert: Quark, Weizenmehl, Buchweizenmehl, Flocken und Nüsse. Eier werden weder zum Binden noch zum Lockern von uns verwendet, da die Beigabe von Eiern zu Getreidegerichten den reinen Getreidegeschmack überdeckt und die Bekömmlichkeit verringert. Auch ist zu bedenken, daß die konzentrierte Eiweißüberversorgung schädlich wirken kann.

Als *Geliermittel* von *Süßspeisen* ist die Tapiokastärke geeignet, die aus der Maniokwurzel gewonnen wird. Die isolierten Stärken und die aus Knochen hergestellte Gelatine empfehlen wir nicht. Das aus Meeralgen stammende Agar-Agar ist an sich ein gutes Naturprodukt, nur kann es bei der Verschmutzung der Meere zu viel an giftigen Schwermetallen enthalten.

Vorschläge für Berufstätige

Bisweilen hört man den Einwand, für Berufstätige oder Alleinstehende sei die Getreideküche zu umständlich und erfordere zuviel Zeit. Ist dem wirklich so? Es gibt viele Möglichkeiten, sich das Getreide einfach und bekömmlich zu bereiten. Man kann eine größere Menge nach Einweichen über Tag und Abend kochen und hat das Getreide gleich oder am nächsten Mittag mit rohem oder gekochtem Gemüse, Obst und Quark tafelfertig. Oder man weicht das Getreide über Nacht ein, kocht es am nächsten Morgen — während der üblichen Verrichtungen — kurze Zeit, füllt es kochend in ein Thermogefäß und nimmt es dann mit zur Arbeit. Durch das Getreide ist immer eine gesunde und kräftigende Ernährungsbasis gegeben. Früchte, Salate, Nüsse, Öle oder Milchprodukte geben eine gute Ergänzung, ohne einen größeren Arbeitsaufwand zu verlangen[67].

2. Gemüse

Jedes Gemüse bedarf einer besonderen individuellen Behandlung. Dazu gehört ein Gespür für das Wesen der einzelnen Arten, eine Beobachtung der Form, Struktur und Farbe, ein Ertasten der Konsistenz. Und es gilt zu klären, ob wir ein zartes Gemüse lieber roh belassen, oder ob wir es vorsichtig dünsten.

Geputztes Gemüse und zubereitete Rohkost dürfen nicht längere Zeit stehen bleiben, da durch den Luftsauerstoff Oxydation eintritt, die den Wert mindert. Beim Putzen des Gemüses sollte man sich bewußt sein, daß es auch an der Oberfläche Wertvolles zu erhalten gilt, und nur das Allernötigste entfernen. Auch bei diesem kann man noch unterscheiden, was auf den Kompost gehört oder was sich noch für eine Gemüsebrühe auskochen läßt. Dazu eignen sich zum Beispiel: harte Schalen, etwa von Rote Bete, zähe Kohlstrünke, Blätter von Kohl, Salat, Lauch, harte Stengel von Kräutern. Diese sogenannten „Abfälle“ ergeben, 30—40 Minuten gekocht, eine mineralstoffreiche, basisch wirkende Gemüsebrühe. Wir geben noch einige Gewürzkräuter dazu. Erst nach dem Abseihen landen dann die Rückstände auf dem Kompost.

Gegartes Gemüse verträgt das Warmhalten schlecht, im Gegensatz zum Getreide. Gemüse sollte man nach dem Garen rasch abkühlen und neu erwärmen, wenn es unbedingt für einen Späterkommenden sein muß. Besser ist es in solchen Fällen, eine Portion frisch zu kochen. Wie lange kochen wir? Wann ist das Gemüse gar? Diese Fragen sollten wir uns immer wieder stellen. Ihre Beantwortung wird sich nach der Art des Gemüses richten und verschieden sein, je nachdem, ob es sich um zarten Blumenkohl oder feste Wurzeln handelt. Es gilt auch Rücksicht zu nehmen auf die Verdauungskraft der Essensgäste. Von ihr hängt es ab, ob wir das Gemüse knackig oder gut weich kochen. Auf jeden Fall sollte die Grenze nicht überschritten werden, wo der Zerfallsprozeß beginnt und man mit Recht sagt: das Gemüse ist „totgekocht“.

Welche Kochgeschirre benutzen wir für das Gemüse? Das läßt sich nicht generell beantworten. Dazu gehört so etwas wie Stilgefühl. Ein zartes Gemüse paßt zum Beispiel nicht in einen Eisentopf mit einem schweren Deckel. Es zerkocht zu schnell in der eingefangenen starken Hitze. Ein zu leichter Deckel dagegen läßt die Duftstoffe beim Dünsten zu leicht entweichen. Sehr schön und appetitlich sind die feuerfesten Glas- und Porzellangefäße. Auch Tongefäße, die heute wieder mehr und mehr Verwendung finden, sind zu empfehlen. Man sollte überhaupt für bestimmte Dinge einen besonderen Topf haben, zum Beispiel für die Milch, die leicht fremden Geschmack annimmt oder für Tee, Kaffee oder Obst.

Gegen emaillierte Töpfe ist nichts einzuwenden. Nur muß darauf geachtet werden, daß die Emailleschicht nicht beschädigt ist. Heute wird sie mit Silitstahl so fest verbunden, daß ein Abspringen kaum mehr möglich ist. Auch Chromargantöpfe sind zu empfehlen. Aluminiumtöpfe jedoch kommen mit Recht immer mehr aus der Mode. Teflonbeschichtete Kochgeschirre lehnen wir entschieden ab.

Gerne dünsten wir das Gemüse möglichst unzerschnitten in wenig Wasser, dem wir etwas Öl beifügen. Weiteres Fett, sei es Butter, Sahne oder Öl, geben wir erst nach dem Kochen bei, um es zu schonen. Durch den geringen Ölzusatz beim Dünsten bildet sich um das Gemüse eine zarte Fetthülle, die das Aroma hält. Die Wassermenge halten wir so gering wie möglich, um das Gemüse nicht auszulaugen. Es gibt Töpfe — z. B. den Doufeutopf[68] — mit einer dicken Wandung, in denen wir dem Gemüse kein Wasser beifügen müssen. Sehr zu empfehlen ist auch der Dampf-Turmtopf[69], in dem man ohne Fett im Dampf garen kann. Es handelt sich dabei um übereinander gestapelte Glasgefäße, deren Inhalt durch Dampf ohne Gefahr des Anbrennens erwärmt wird.

Bei der Auswahl der Gemüse ist es gut, wenn wir berücksichtigen — wie schon erwähnt —, daß ein jeder Teil der dreigegliederten Pflanze in den Menüplan einbezogen wird. Erst dann ist der ganze Mensch richtig ernährt.

3. Frischkost

Die Frischkost wählen wir aus allen Bereichen der Pflanze. Wenn irgend möglich, sollten wir täglich einige grüne Blätter roh genießen. Das kann Kresse, Schnittlauch, Petersilie aus dem Blumentopf sein. Im zeitigen Frühjahr sind besonders heilkräftig Brennessel, Löwenzahn, Giersch, Sauerampfer, Schafgarbe, Wegerich und vieles andere mehr. Die Gartensalate stehen uns durch Winterschutz meist das ganze Jahr zur Verfügung, zuerst der überwinterte Feldsalat, dann Kopfsalat. Es folgen: früher Kohl, Spinat, Endivien, Zuckerhut. Chicoree, Kohlrabi, Möhren, Rote Bete geben eine bunte Palette für unsere Rohkostplatte. Eine Bereicherung bringen die milchsauren Gemüse, insbesondere das Sauerkraut.

Bei der Zubereitung der Frischkost gehen wir sehr sorgfältig vor, um den wertvollen Zusammenhang des Lebendigen zu erhalten.

Junge, frische, zarte Möhren nicht mit dem Messer abschaben, sondern nur mit Wasser und Bürste reinigen.

Zum Reinigen von Gemüse nur kaltes Wasser nehmen, nicht ins Wasser legen. Blattgemüse nicht unter fließendem Strahl abspülen, damit die Zellwände durch den Wasserdruck nicht zerstört werden und der zarte Fettfilm nicht abgespült wird.

Zerkleinern des Gemüses und Einlegen in die Sauce erst kurz vor dem Servieren.

Die Rohkost mit feuchtem Tuch und etwas Öl abdecken, aber möglichst erst kurz vor dem Essen zubereiten.

Ein besonderer Reiz der Frischkost liegt in der *Sauce*. In ihrer Herstellung offenbart sich wahre Küchenkunst. Die Sauce soll Gegensätze ausgleichen, verbinden, das Ganze harmonisieren und abrunden. Dabei muß sie im Hintergrund bleiben, darf die Aromen der einzelnen Pflanzen nicht überdecken, sondern sollte bestrebt sein, sie zur Geltung kommen zu lassen. Was eignet sich zu einer solchen Sauce? Es bieten sich viele Möglichkeiten an: Bioghurt oder Sahne mit etwas Zitrone, Honig, einer Prise Anis, Zitronenmelisse, Dillspitzen oder Mandeln bzw. Nüsse dazu. Auch in Zitronensaft geschnitzelte Äpfel und Orangen eignen sich als Beigabe. Man kann auch eine Quark-Ölsauce bereiten oder Molkosan und verschiedene Salatkräuter verwenden. Je nach landschaftlichen Gepflogenheiten wird man auch den Salat herzhafter mit Essig, Öl, Zwiebeln und einem Hauch Knoblauch anmachen. Das alles ist Geschmackssache.

4. Gewürzkräuter

Samen und Wurzeln können mitgekocht werden, dagegen setzt man Blätter, Stengel und Blüten erst am Ende des Zubereitungsprozesses zu, sonst verflüchtigt sich das zarte Aroma. Getrocknete Kräuter brauchen etwas Flüssigkeit, um sich entfalten zu können. Sie sollten daher etwa 5 Minuten vor dem Servieren zugefügt werden.

Die Anwendung einiger Gewürzkräuter in der Küche

Die folgende Aufstellung soll Anregungen vermitteln, aber keineswegs als Regel genommen werden. Schließlich wird auch jeder seine besonderen Lieblinge unter den Kräutern haben, während ihm andere weniger liegen.

Name	Verwendeter Pflanzenteil	Geschmack	Gebrauch in der Küche
Basilikum	Blatt, frisch oder getrocknet und pulverisiert	frisches Blatt mild würzig, getrocknet feurig-pfeffrig	Getreidegerichte, Wurzelgemüse, Kohlarten, Bohnen, Kräuterquark, Suppen, Saucen
Majoran	Blatt, frisch oder getrocknet und pulverisiert	ähnlich Basilikum, doch typisches Aroma, sehr würzkräftig	geeignet für pikante Aufstriche, sonst wie Basilikum. Paßt gut zur Gerste
Salbei	Blatt, frisch oder getrocknet	mild zusammenziehend leichtbitter herb	zu fetten Speisen 4—10 Blätter zum Backen und Braten (rechtzeitig wieder aus der Pfanne nehmen) Omelettefüllung, Hülsenfrüchte, Suppen, Getreidegerichte
Thymian	Blatt und Sproß frisch oder getrocknet und pulverisiert	scharf-pfeffrig wärmend	Sauce zu Wurzelgemüse, Gemüsesuppe, Getreidegerichten; Füllungen zu Gurken und Tomaten, Hülsenfrüchte, Kohl
Bohnenkraut	Blatt, frisch oder getrocknet und pulverisiert	frisches Blatt mild, getrocknet würzig bis scharf pfeffrig	Hülsenfrüchte, Gurken, Getreidegerichte
Ysop	Blatt, frisch oder getrocknet und pulverisiert	würzig bis scharf pfeffrig	Getreidegerichte, besonders Buchweizen, Salate, Hülsenfrüchte
Rosmarin	Blatt, frisch oder getrocknet und pulverisiert	kampferartig, etwas bitter	in kleinen Gaben zu Tomatensauce, Rohkostplatten, Getreide, insbesondere Hafer
Dill	frisches Blatt Same	mild, angenehm würzig	Saucen, Kräuterbutter, Kräuterquark, Zuckerhut, Rohkost, Gurkensalat

Name	Verwendeter Pflanzenteil	Geschmack	Gebrauch in der Küche
Kümmel	Same auch gemahlen	würzig, kräftig wärmend	Brot, Backwaren, Kohlarten, Quark, Salate, Getreidegerichte, besonders Roggen
Liebstöckl	Blatt, grün oder gedörrt pulverisiert	durchdringend salzähnlich „Maggikraut“	Suppen, Kräuterbutter, Saucen, Reis, Getreidegerichte
Kerbel	Blatt, frisch	süßlich aromatisch	Suppen, Kräuterbutter, Kräuterkäse
Fenchel	Same, auch gemahlen	süßlich	Brot, Backwaren, Hafer
Koriander	Same, auch gemahlen	würzig, kräftig, wärmend	Suppen, Saucen, Getreidegerichte, Backwaren, Rote Bete, Brot
Anis	Same, auch gemahlen	wärmend, süßlich	Backwerk, Getreidebreie mit Früchten, Kohl
Paprika	Früchte, reif gedörrt, pulverisiert	feurig, pfeffrig	pikante Saucen, Kräuter-Soufflé, Quark, Klöße
Estragon	Blatt und Triebspitzen	würzig, aromatisch, mild	Essig, Getreidegerichte, Salate
Ingwer	Wurzel ganz oder gerieben	scharf, brennend	in Stücken zu süßsauren Gurken, Kompott, in Pulverform zu Pfefferkuchen, Gebäck, Barleywater, Hirse, Getreidegerichten, Obstsalat
Meerrettich	Wurzel gerieben	scharf, feurig	Quark, Getreidesalat, Saucen, besonders zu Rote Bete

Rezepte für zwei Personen

1. Hauptgerichte aus Getreide

Grundrezepte

Weizen, ganzes Korn

100 g	Weizenkörner
1/4 l	Wasser oder Brühe
	Salz, Gewürze wie Ysop, Liebstöckl, Majoran, Koriander, Basilikum, Butter oder Öl

Weizen in Wasser bis zu 10 Std. einweichen, im Einweichwasser 1 1/2 Std. sanft kochen und 1—3 Std. nachquellen lassen, mit Salz und Gewürzen abschmecken. Vor dem Servieren Fett hinzufügen.

Weizenschrot

100 g	Weizenschrot grob oder Thermo-Weizengrütze
1/4 l	Wasser oder Brühe
	Salz, Gewürze wie bei ganzen Körnern, Butter oder Öl

Getreide 1—3 Std. einweichen in 1/4 l Wasser oder Brühe, darin 20—30 Minuten aufkochen unter gelegentlichem Umrühren, evtl. noch etwas Flüssigkeit zugeben. 1 Std. nachquellen lassen, abschmecken mit Salz und Gewürzen. Vor dem Anrichten Fett zugeben.

Buchweizen, ganzes Korn

100	g	Buchweizen
150—200	ccm	Wasser oder Gemüsebrühe
10	g	Butter oder
1	Eßl.	Öl
		Gewürze: Ysop oder Basilikum, Zwiebelpulver, Liebstöckl, Salz (Selleriesalz), Petersilie

Den Buchweizen in reichlich kochendes Wasser einlaufen lassen, kurz aufkochen. Das sich dabei bildende rötliche Schaumwasser abgießen.

Mit warmem Wasser oder Gemüsebrühe auffüllen, ca. 20 Minuten bei schwacher Hitze garquellen lassen. Mit Butter oder Öl und Gewürzen abschmecken, mit fein gehackter Petersilie oder geriebenem Käse bestreuen.

Klöße

Klöße lassen sich aus verschiedenen Getreidearten zu bereiten. Man kann sie aus Flocken oder Schrot herstellen oder aus ganzen Körnern, die man durch den Wolf getrieben hat. Sehr gut eignen sich auch Hirse, geschroteter Buchweizen und geschroteter Grünkern, Hafer-, Weizen- und Gerstenflocken. Alle Zutaten gut vermengen mit öligen Händen. Klößchen formen, in kochendes Salzwasser legen und 10 Minuten ziehen lassen, bis sie oben schwimmen. Sie können vor dem Anrichten noch mit Butter bepinselt werden.

Weizenschrot-Quarkklöße

100	g	Weizenschrot
20	g	Haferflocken
70	g	Magerquark
1	Eßl.	Öl
50	g	gem. Haselnüsse
		Salz, Gewürze wie Salbei, Piment, Koriander, Basilikum

Weizenschrot im Verhältnis 1:2 mit Wasser aufkochen, 5 Minuten sanft köcheln, $1/2$ Stunde nachquellen lassen. In einer Schüssel abkühlen, Haferflocken, Magerquark, Öl und Haselnüsse untermengen, mit Salz und Gewürzen abschmecken.

Haferflocken-Quarkklöße

125	g	Haferflocken
100	g	Magerquark
		kl. Menge Mineralwasser
1	Eßl.	Öl
1	Prise	Salz
		Gewürze wie Thymian, Ingwer, Koriander

Weiterverarbeitung siehe vorangehendes Rezept.

Hirseklöße

80	g	Hirse
70	g	Magerquark
30	g	feine Haferflocken
1	Eßl.	Öl

Hirse in Wasserverhältnis 1:2,5 10 Minuten kochen, salzen und würzen. Z. B. mit Koriander, Basilikum, Liebstöckel, Pimpinelle. In einer Schüssel abkühlen lassen. Öl und Quark verrühren, mit Haferflocken vermischen. Einen Probekloß formen, ins kochende Wasser geben und Konsistenz überprüfen. Bei zu lockerer Struktur noch Haferflocken, bei zu fester Quark hinzufügen.

Schnitten, Backlinge, Püree

Gerstenflocken-Schnitten[70]

100	g	Gerstenflocken
225	ccm	Mineralwasser
1	Eßl.	Öl
40	g	gem. Nüsse
		Gewürze: Korianderpulver, Piment, Muskat, Salz

Die Flocken mit dem Öl in Mineralwasser 1 Stunde quellen. Die Nüsse untermengen, mit den Gewürzen abschmecken und die Masse auf ein mit Butter gefettetes Blech 1 1/2—2 cm dick auftragen. In vorgeheiztem Backofen bei 180° ca. 30 Minuten backen. Die Feuchtigkeit muß entweichen können. Sobald die Masse schnittfest ist (im Ofen prüfen), in Quadrate oder Dreiecke schneiden und auf einer Platte anrichten. Man kann auch ca. 100° gedünstetes Gemüse wie Möhren oder Sellerie gleichzeitig mit den Nüssen beimischen.

Gerstenpüree

160 g	feine Gerstenflocken
1/2 l	Wasser
1/4 l	heiße Milch
20 g	Butter
	Gewürze: Korianderpulver, Muskatblüte, Salz

Das Wasser erhitzen, die Gerstenflocken einrühren und 5 Minuten kochen. Inzwischen die Milch erwärmen (70 °C) und mit der Butter zu den Flocken geben, tüchtig schlagen und abschmecken, 1/2 Std. nachquellen.

Maisschnitten

100 g	Maisgries
400 ccm	Wasser
15 g	Butter
50 g	Quark
70 g	geriebener würziger Schnittkäse
	Gewürzvorschläge: Korianderpulver, Prise Cayennepfeffer, Piment, Schnittlauch fein gehackt, Salz

Den Maisgrieß mit dem Schneebesen in heißes Wasser einrühren, bei schwacher Hitze ca. 20 Minuten quellen und dann abkühlen lassen. Butter und Quark unterrühren und mit Gewürzen abschmecken. Den Brei auf ein gefettetes Blech 1,5—2 cm dick auftragen. Bei mittlerer Hitze im vorgeheizten Backofen 20 Minuten backen, dann den Käse darüberstreuen und zerlaufen lassen. Vor dem Servieren in Stücke schneiden.

Backlinge
lassen sich aus allen Getreidearten herstellen.

Roggen-Backlinge

100 g	Roggenschrot oder Grütze
200 ccm	Wasser oder Gemüsebrühe
75 g	Magerquark
ca. 30 g	Haferflocken
1—2 Eßl.	Öl
	Gewürze: Basilikum, Koriander, Kümmel, Salz

Das Getreideschrot mit Wasser oder Gemüsebrühe nach den allgemeinen Richtlinien garen und 1 Std. nachquellen lassen. In einer Schüssel abkühlen. Flocken mit dem Quark untermengen und mit den Gewürzen abschmecken. Mit öligen Händen Backlinge formen. Auf ein gefettetes Blech legen und bei 200° im vorgeheizten Backofen backen. nach 20 Minuten wenden und nochmals 10 Minuten backen.

Variationen: mit Nüssen, Sesamsamen, fein gehackter Gurke oder kl. Zwiebel, Gemüseresten. Wünscht man eine süße Komponente, kann man fein zerschnittenes Dörrobst dazugeben.

Aufläufe, Wasserbadpudding, Getreidefüllung

Gerstenschrot-Auflauf
(auch aus Weizen, Roggen oder Hafer zu bereiten)

100 g	Gerstenschrot gekocht im Wasserverhältnis 1:3
1 Eßl.	feine Haferflocken
50 g	trockener Quark
1 Eßl.	Öl
1 Eßl.	Sauerrahm
	Salz, Kräuter gehackt

Zutaten zu einem Brei vermengen, mit Kräutern und Salz kräftig abschmecken, in eine gefettete Auflaufform füllen. Butterflöckchen oben draufsetzen, in vorgeheiztem Backofen bei mittlerer Hitze ca. 1/2 Std. backen.

In die Auflaufmasse kann auch eine Mittelschicht angekochtes Gemüse eingefüllt werden, z. B. kleingeschnittene Möhren, Sellerie, Lauch. Der fertige Auflauf kann mit geraspeltem Käse oder mit gemahlenen Haselnüssen serviert werden. Wird der Käse mitgebacken, gibt es leicht eine zähe Oberschicht.

Wasserbadpudding

Die Auflaufmasse in eine leicht gefettete Puddingform füllen und ca. 45 Minuten im Wasserbad kochen.

Man kann den Pudding — wie beim Auflauf beschrieben — pikant abschmecken und ihn mit einer Soße zu Gemüse oder Salaten reichen, oder man schmeckt süß ab und gibt Kompott oder eingeweichtes Trokkenobst dazu.

Süßer Hirse-Auflauf

100	g	Hirse
250	ccm	Wasser
1	Prise	Salz, Ingwer, Anis und Fenchelpulver, Saft einer halben Zitrone und Schale
1	Eßl.	Rahm
1	Eßl.	Birnendicksaft oder ähnliches
1	Eßl.	feine Haferflocken
		geraspelte Haselnüsse

Hirse in kochendes Wasser einlaufen lassen und ca. 5—10 Minuten sanft kochen lassen.

Abschmecken mit den genannten Zutaten, alles vermengen, in eine gefettete Auflaufform füllen und mit Butterflöckchen belegen. In vorgeheiztem Backofen bei Mittelhitze goldgelb (ca. 1/2 Std.) backen. Mit Nüssen überstreuen.

In die Mitte des Auflaufes kann man rohe Apfelschnitzel und eingeweichte Rosinen oder Dörrobst einschichten.

Mit Grünkernschrot gefüllte Paprikaschoten
(oder Gurken, Kohlrabi, Tomaten)

80	g	Grünkernschrot gekocht, Wasserverhältnis 1:2,5
50	g	Magerquark
1	geh. Eßl.	feine Haferflocken
30	g	geriebenen, würzigen Schnittkäse
2	große	Paprikaschoten
1	kleine	Zwiebel
		Gewürze: Salz, z. B. Rosmarin, Basilikum, Majoran, Ysop

Grünkernschrot in Wasser oder Gemüsebrühe 10 Minuten kochen und nachquellen lassen. Quark, Haferflocken, Käse, fein gehackte Zwiebeln, Salz und Kräuter daruntermischen. Von Paprikaschoten Deckel abschneiden, Schoten aushöhlen, in eine gefettete Auflaufform setzen. Die Grünkernmasse in die Schoten füllen, mit etwas Gemüsebrühe umgießen und ca. $^1/_2$ Std. im vorgeheizten Backofen bei Mittelhitze backen (bis die Schoten weich sind). Mit Tomatenscheiben verzieren oder mit Tomatensoße servieren.

2. Frühstücksgerichte mit Getreide

Müsli mit Äpfeln (1 Pers.)

2	Eßl.	Haferflocken
4	Eßl.	Wasser, kalt
1	Teel.	Zitronensaft
1	Eßl.	Bioghurt, Schwedermilch oder Buttermilch
200	g	Äpfel
1	Teel.	Mandelmus oder Nußmus
1	Teel.	Honig
1	Teel.	geriebene Haselnüsse oder Mandeln über das fertige Müsli streuen

Haferflocken über Nacht oder mindestens 1 Stunde in der 3fachen Menge Wasser einweichen, alles gut mischen, etwas durchziehen lassen.

Porridge (2 Pers.)

300 g	Wasser
60 g	Haferflocken

Haferflocken mit der halben Menge des Wassers kalt aufsetzen, zum Kochen bringen, unter Umrühren das restliche Wasser zugeben, insgesamt 5—10 Minuten kochen, mit Salz abschmecken, Milch oder Sahne beigeben und nach Bedarf mit Honig, Dattel- oder Ahornsirup abschmecken.

Weizenschrot-Müsli

2	gestr. Eßl.	Weizenschrot
1—2	Teel.	Leinsatt
5	Eßl.	Wasser
1/2		Apfel
1	Teel.	Zitronensaft
1	Teel.	Honig
1	Eßl.	Sauermilch, Quark oder Sahne
1	Teel.	geranspelte Haselnüsse, Mandelmus oder Nußmus, evtl. Weizenkeime

Weizenschrot und Leinsaat mit dem kalten Wasser über Nacht einweichen, Apfel kleinschneiden und mit Zitronensaft und Honig vermischen, Sauermilch, Quark oder Rahm wie bei Hafer-Müsli beigeben. Die Haselnüsse über das angerichtete Müsli streuen. Mandelmus oder Nußmus kann je nach Geschmack beigegeben werden. Die Weizenkeime sind sparsam zu verwenden.

Flockenbrei — süß

4	gestr. Eßl.	Weizen- oder Gersten-, Reis- oder Hirseflocken
8	Eßl.	Wasser

Flocken etwa 20 Minuten im Wasser einweichen, dann langsam zum Kochen bringen, unter ständigem Umrühren evtl. weiteres Wasser hinzugeben und ausquellen lassen.

Mit Sahne, Milch oder Apfelschnitzen verfeinern. Man kann auch anderes Obst oder Kompott mit geraspelten Haselnüssen beigeben. Mit Zimt und nach Bedarf mit Sirup oder Dicksaft würzen.

Weizen- oder Gerstenschrotbrei

2	gestr. Eßl.	Gerstenschrot
	doppelte	Menge Wasser
1	Prise	Salz
1/2		Apfel
		Nüsse
		gemahl. Anis und Fenchel

Gerstenschrot über Nacht oder mindestens 1 Stunde einweichen, bei schwacher Hitze etwa 15 Minuten kochen unter Beifügung weiteren Wassers nach Bedarf (Gesamtwasser ca. 1:3—4). Zu Beginn des Kochens rühren, damit der Schrot nicht ansetzt. Salz zugeben, nach Geschmack mit etwas Anis und Fenchel würzen, den feingeschnitzelten Apfel untermischen, die geraspelten Nüsse überstreuen. Mit Buttermilch, Schwedenmilch oder Rahm verfeinern.

3. Suppen mit Getreide

Kümmelsuppe

2	Eßl.	ganzer Kümmel
30	g	Gerstenschrot fein
1/2	l	Gemüsebrühe oder Wasser
		Salz, Majoran, Sahne oder Bioghurt

Gerstenschrot mit Kümmel im trockenen Topf ohne Fett unter stetigem Rühren bei mittlerer Hitze darren. Mit 1/2 l warmer Gemüsebrühe oder Wasser unter tüchtigem Rühren langsam ablöschen. 20 Minuten leise kochen lassen. Danach den Kümmel absieben. Mit Salz und Majoran abschmecken, Sahne oder Bioghurt in die fertige Suppe einrühren.

Kerbel-Suppe

25 g	Weizen- oder Roggenschrot
1/2 l	Gemüsebrühe oder Wasser
	Kerbelblätter, saure Sahne oder Butter, Salz

Schrot 15 Minuten in Gemüsebrühe oder Wasser kochen, etwas Salz zugeben. Mit saurer Sahne oder Butter abschmecken, nach Belieben frische, fein zerriebene Kerbelblätter zugeben und nach Geschmack durchziehen lassen.

Grünkernschrot-Suppe

1/2 l	Wasser
50 g	Grünkernschrot
1 kl.	Lauchstange, kleingeschnitten
1 kl.	Möhre, in Würfel geschnitten
1 St.	Sellerie, klein geschnitten oder
1 kl. St.	Petersilienwurzel
15 g	Butter oder
1 Teel.	Öl
	Salz

Alles zusammen 5 Minuten dünsten unter Zugabe von etwas Wasser (löffelweise), damit das Fett nicht über 100° erhitzt wird. Mit dem Wasser 20 Minuten kochen.

Buttermilchsuppe

40 g	Weizenfeinschrot
1/2 l	Wasser
1/4 l	Buttermilch
	Fenchel, Anis, Muskat, Salz

Den Weizenfeinschrot im Wasser und etwas Salz aufkochen. Buttermilch hinzufügen und mit Fenchel oder Anis würzen, etwas Muskat hineingeben. Das Ganze mit Butter abrunden, Backobst beigegeben gibt einen sauersüßen Geschmack.

Brotsuppe

	100 g	Vollkornbrot (trocken)
	200 ccm	Wasser
ca.	150 ccm	Milch mit Sahne
		Ahornsirup oder Birnendicksaft oder Honig
		Salz, Zimt gemahl., oder Fenchel, Sanddorn mit Honig gesüßt evtl. gedünstete Apfelscheiben

Brot mit lauwarmem Wasser einweichen, durch grobes Sieb oder Mixer passieren. Mit den anderen Zutaten vermengen. Abschmecken, evtl. gedünstete Apfelscheiben dazugeben. Anwärmen, nicht kochen!

Suppen-Klößchen

2 Eßl.	feines Weizenschrot
1 Eßl.	trockener Magerquark
1 Eßl.	Butter
2 Eßl.	Zwiebelmehl
	Salz, Gewürze

Zutaten zu einem festen Teig verarbeiten. Mit Salz und Gewürzen abschmecken. Probeklößchen machen, kleine Klößchen formen — in kochendem Salzwasser 10 Minuten garen — einer klaren Gemüsebrühe beigeben.

4. Soßen

Einfache Soße

25 g	feines Weizenschrot
1/4 l	Gemüsebrühe oder Wasser
10 g	Butter
1 Eßl.	Sahne
	Salz, Kräuter

Weizenschrot in Gemüsebrühe oder Wasser kalt anrühren. Unter stetem Rühren 5 Minuten kochen, salzen. Butter und Sahne hinzufügen ohne aufzukochen (Grundlage für Dill- oder Meerrettich-Soße).

Nuß-Käse-Soße

$^1/_4$ l	Gemüsebrühe
50 g	Frischkäse
1 Eßl.	fein geriebene Haselnüsse oder kleinere Walnußstückchen
1 Teel.	Zitronensaft
	etwas geriebene Muskatnuß

Gemüsebrühe erhitzen, Käse und Nüsse mit der Brühe verquirlen. Mit Zitronensaft, Salz und Muskatnuß abschmecken.

Pikante Quark-Soße

125 g	Magerquark
2 Teel.	Öl
1 Eßl.	saure Sahne
	Zitronensaft, Schnittlauch oder Knoblauch, Dill, gemahl. Koriander, Salbei, Salz

Quark mit etwas warmem Wasser, Öl, Sahne verrühren und mit Zitronensaft, Salz und Kräutern abschmecken.

Vanille-Soße

25 g	feines Weizenschrot
$^1/_2$ l	Wasser oder Milch
	Sahne, Salz, gemahlene Vanille, Honig

Weizenschrot in $^1/_2$ l Wasser und Milch anrühren — 5 Minuten aufkochen. Danach die Sahne hinzugeben und mit Vanille, Honig und Salz abschmecken.

Curry-Sauce

2 Eßl.	Weizenmehl
1/4 l	Wasser
1/2	geriebener Apfel
10 g	Fett
	Curry, Salz
2 Eßl.	saure Sahne

Weizenmehl mit Wasser gut verrühren, Apfel hinzugeben und 5 Minuten kochen, mit Fett, Curry und Salz abschmecken, saure Sahne unterziehen.

Sanddorn-Soße

1	Bioghurt, Sauermilch oder saure Sahne
1 Eßl.	Sanddornsaft mit Honig gesüßt
3 Eßl.	Apfelsaft

Das ganze verquirlen, bis es sämig ist.

Pikante Salatsoße

1 Eßl.	Apfelessig
1 Eßl.	Apfelsaft
1 Eßl.	Distelöl
	Senf, Salz, Chillie nach Geschmack, reichlich Kräuter, fein geschnittene Zwiebel

5. Nachspeisen

Hirse-Aprikosen-Creme

50 g	Hirse, feingemahlen
200 ccm	Wasser, warm
1 Prise	Salz, etwas Honig oder Ahornsirup
50 g	Aprikosen
100 g	geschlagene Sahne

Die getrockneten Aprikosen über Nacht in wenig Wasser einweichen. Hirse in warmes Wasser einrühren und 10 Minuten sanft kochen lassen. Anschließend 10 Minuten ausquellen. Diesen Brei mit einer Prise Salz, etwas Ahornsirup oder Birnendicksaft abschmecken. Die eingeweichten Aprikosen kleinschneiden und mit dem Einweichwasser dem Brei zufügen. Die geschlagene Sahne unterziehen und garnieren.

Haferflocken-Nußcreme

2	geh. Eßl.	Haferflocken
200	g	Wasser
1	Prise	Salz
		Honig oder Dattelmus, Ahornsirup, geraspelte Haselnüsse, etwas Sahne

Die Haferflocken mit kaltem Wasser ansetzen und 10 Minuten kochen. Durch ein Sieb passieren, abschmecken mit Salz und mit Birnendicksaft, Dattelmus oder Ahornsirup ssüßen. Geraspelte Haselnüsse und etwas Sahne zusetzen.

Fruchtspeise

40	g	(6 Teel.) Tapiokastärke (Sago)
200	ccm	Wasser
80	ccm	Fruchtsaft pur, Ahornsirup

Das Wasser zum Kochen bringen, Sago hineinlaufen lassen, 20—30 Minuten sanft kochen. Danach etwas abkühlen lassen, den puren Fruchtsaft (schwarzer, roter Johannisbeer-, Kirsch-, Erdbeer- oder Apfelsaft) darunterrühren. Mit Ahornsirup abschmecken, kalt stellen.

Quark-Fruchtspeisen

200	g	Quark
		Milch, Sahne oder Sauermilch
		Früchte der Jahreszeit oder Säfte
		Honig, Ahornsirup, Birnendicksaft oder Sucanat
		Nußmus, Mandelmus, Pinienkerne, geraspelte Haselnüsse

Den Quark mit Milch, Sahne oder Sauermilch verrühren, Früchte (z.B. Schlehe, Heidelbeeren) oder Säfte wie Sanddorn hinzugeben. Nach Geschmack süßen mit Honig, Ahornsirup, Birnendicksaft oder Sucanat. Nach Wahl Nußmus, Mandelmus, Pinienkerne oder geraspelte Haselnüsse untermischen.

Gersten- oder Weizenknusperflocken-Speise

	Knusperflocken
	Früchte nach Jahreszeit
	Buttermilch, Schwedenmilch oder warme Vollmilch, Honig

Zerkleinerte Früchte der Jahreszeit mit Honig durchziehen lassen, gut mischen, nach Belieben mit warmer Milch. Butter- und Schwedenmilch sind leicht bekömmlich.

Weizenfeinschrotspeise

20 g	Weizenfeinschrot
1/4 l	Wasser
	Rosinen, etwas Sahne, Fenchel, Anis, gemhl., Haselnüsse, geraspelt

Den Weizenfeinschrot ca. 5 Minuten aufkochen, leicht salzen und mit eingeweichten Rosinen und Sahne mischen. Je nach Belieben mit Fenchel oder Anis würzen, mit Haselnüssen bestreuen.

6. Brotaufstriche

Quark-Kräuter-Aufstrich

100 g	Quark
2 Eßl.	Sauermilch
	Kräuter, frisch
1 Prise	Salz

Quark mit Milch glatt rühren. Reichlich frische oder getrocknete Kräuter mit evtl. einer Prise Salz mischen.

Quark-Meerrettich-Aufstrich

100 g	Quark
20 g	Öl
	Meerrettich

Quark mit Öl sahnig rühren, Merrettich fein geraspelt nach Geschmack dazugeben.

Varianten für Quarkaufstriche: Kümmel, Schnittlauch, Knoblauch, Senf, Tartex, Tomatenmark, klein geschnittene Gurken.

Pikanter Aufstrich

100 g	Butter
1 kleine	Zwiebel
	Kräuter nach Jahreszeit
	Radieschen, Gewürzgurken, Oliven, Zwiebeln

Die Butter schaumig rühren — Zwiebel, Kräuter, Radieschen, Gurken fein hacken, Oliven klein schneiden — alles zusammen mischen und mit etwas Meersalz abschmecken.

Quark-Sanddorn-Aufstrich

100 g	Quark
2 Eßl.	saure Sahne
1 Eßl.	Sanddorn mit Honig
	etwas geraspelte Haselnüsse,
	evtl. Ingwer, gerieben

Die Zutaten mit saurer Sahne glattrühren.

7. Getränke

Barley-Water (Gersten-Wasser)

50 g	Gerstenkörner
1 l	Wasser
1/2	Zitrone
2 Teel.	Honig, Ahornsirup
	Elixiere, z. B. Sanddorn oder Holunder,
	Ingwer, gerieben

Die Gerstenkörner mit Wasser 1 1/2 Stunden leicht kochen, dann absieben. Die Zutaten in das abgekühlte Gerstenwasser rühren, mit Ingwer würzen. Das Getränk ist kalt oder warm zu genießen. Kühl aufbewahrt hält es sich 2—3 Tage frisch. Die gekochten Gerstenkörner sind, durch den „Wolf“ gedreht, noch für andere Gerichte verwendbar. Man kann auch einen Teil des Wassers durch Birkenblätter-Tee ersetzen, um dadurch die Ausscheidung anzuregen.

Gersten- oder Reisschleim

2 geh. Teel.	fein geschrotete Gerste, Gerstenmehl oder Reismehl, etwas Salz

In 1/4 l kaltem Wasser anrühren und unter ständigem Rühren 5 Minuten kochen, erkalten lassen.

Leinsaattrunk

2 gestr. Teel.	Leinsaat (ganz)
400 g	Wasser

Leinsaat im Wasser kalt ansetzen, 10—15 Minuten sanft kochen. Diesem Trunk kann Kräutertee und andere Getränke zugefügt werden; er macht sie leichter bekömmlich. Läßt man den Leinsaattrunk abkühlen, bildet sich ein festerer Schleim, der heilsam wirkt bei Magen- und Darmerkrankungen und ebenfalls Getränken oder Breien zugefügt werden kann.

Leinsaattrunk mit Milch und Honig

1/8	l	Leinsaatschleim
1/8	l	Demeter-Vollmilch oder Buttermilch
1	Teel.	Bienenhonig

Den angewärmten Leinsaatschleim mit der Milch kräftig verrühren und mit dem Bienenhonig süßen. Der Trunk entkrampft den Magen-Darmbereich und fördert den Schlaf.

Haferwasser

250	g	ganze Haferkörner
1 1/2	l	Wasser

Haferkörner im Wasser 1 Std. sachte kochen lassen, abgießen, das Haferwasser nach Wunsch verwenden z. B. als

Haferkrafttrunk

1/2	l	abgekühltes Haferwasser
1		Zitrone
1		Banane
1	Eßl.	Haselnußmus
2	Teel.	Honig

Die Banane mit der Gabel zerdrücken und schlagen, Zitronensaft zugeben, Haselnußmus und Honig untermischen und mit einem Schneebesen das Haferwasser einrühren.

Buttermilch-Quarktrunk

200	ccm	Buttermilch
30	g	Quark
1	Eßl.	Sanddorn, ungesüßt
1	Teel.	Honig

Alles gut verrühren und im Wasserbad vorsichtig unter ständigem Rühren anwärmen.

Der Trunk ist als wertvoller Eiweißträger für den älteren Menschen zu empfehlen, auch als Zwischenmahlzeit.

Gemüsebrühe
(auch von anderen Gemüsen zu bereiten)

1	l	Wasser
50	g	Möhren
1	kl. Stange	Porree (Lauch)
1	Stück	Sellerie
1	Stück	Blumenkohl oder Weißkohl
1	Stück	Steckrübe
		Petersilienwurzel, Fenchel, Kohlrabi
		Salz, Gewürze wie Lorbeerblatt und Wachholderbeeren

Etwa 20 Minuten kochen und durch ein Sieb abgießen. Mit etwas Salz und frisch gehackten Kräutern abschmecken.

Sanddornmilch mit Honig

1/8	l	Butter- oder Schwedenmilch
1	Eßl.	Sanddorn Vollfrucht
1	Teel.	Bienenhonig
		etwas Zimt und Nelke

Alles gut verrühren und kalt oder warm servieren.

Anmerkungen

Literatur und Bezugsquellen

1. R. Steiner, Geisteswissenschaftliche Grundlagen zum Gedeihen der Landwirtschaft (1924). Dornach 1975, GA 327
2. U. Nöcker und F. H. Schulz, Ernährung im Alter. E. Merck A.G. Darmstadt 1961
3. Walther Bühler: Der Leib als Instrument der Seele. Stuttgart [8]1981
4. Herbert Witzenmann, Intuition und Beobachtung. Stuttgart 1978
5. R. Steiner, Die Philosophie der Freiheit (1894). Dornach 1978, GA 4
6. R. Steiner, Goethes Weltanschauung (1897). Dornach 1963, GA 6
7. R. Steiner, Die Erziehung des Kindes vom Gesichtspunkt der Geisteswissenschaft (1907). Dornach 1978
8. R. Steiner, Vortrag vom 27. Okt. 1922 in Stuttgart (Kursus „Medizinische Woche", veranstaltet vom Klinisch-Therapeutischen Institut „Der Kommende Tag")
9. Theodor Schwenk, Das sensible Chaos. Stuttgart [5]1980
10. Rundbrief des Arbeitskreises für Ernährungsforschung, Heft 27 (Garmethoden)
11. V. J. Rogacco in der sowjetischen Fachzeitschrift der chemischen Unionsgesellschaft „D. J. Mendelejew", Jahrgang 14
12. Max Planck, Physikerkongreß in Florenz 1922
13. R. Steiner, Der Mensch als Zusammenklang des schaffenden, bildenden und gestaltenden Weltenwortes (1923). Dornach 1978, GA 230
14. R. Steiner, Ernährungsfragen im Lichte der Geisteswissenschaft (Vortrag Berlin 17. 12. 1908). In: Wo und wie findet man den Geist? Dornach 1961, GA 57
15. Norbert Glas, Lichtvolles Alter. Stuttgart [2]1979
16. R. Steiner, Die Impulsierung des weltgeschichtlichen Geschehens durch geistige Mächte. 6. Vortrag, Dornach 1976, GA 222
17. R. Steiner, Vortrag vom 31. Dez. 1923 (Zur Therapie)
18. H. Glatzel, Die Gewürze. Herford 1968
19. Gerhard Schmidt, Tiefkühlung. Rundbrief des Arbeitskreises für Ernährungsforschung, Heft 35 und 36
20. R. Steiner, Ernährungsfragen . . . , a.a.O.

21. Klara Zupic, Der Krebs als Lichtstoffwechselstörung, Verein für Krebsforschung Arlesheim, 1979
22. F. Hollwich, B. Dieckhues: Die Wirkung von Tages- und Kunstlicht auf den tierischen und menschlichen Organismus. In: Fortschritte der Medizin, 90. Jg. Nr. 1, 13. 1. 1972
23. R. Steiner, Vortrag Den Haag, 22. und 23. März 1913. In: Welche Bedeutung hat die okkulte Entwicklung des Menschen für seine Hüllen und sein Selbst? Dornach 1976, GA 145
24. Jacques Lusseyran: Das wiedergefundene Licht (Siebenstern-Taschenbuch 155)
25. Gerhard Schmidt, Dynamische Ernährungslehre. Band III, Kap. 5, St. Gallen 1979
26. Ralph Bircher, Zur Eiweißfrage. In: „Erfahrungsheilkunde" 11/1972
27. A. Fleisch, Ernährungsprobleme in Mangelzeiten. Basel 1947
28. H. Anemüller, in: Neuform — Echo, März 1979
29. E. Konfranyi, Einführung in die Ernährungslehre. Stuttgart 1970
30. R. Steiner, Vortrag vor den Arbeitern am Goetheanum, 23. 1. 1924
31. WHO-Eiweißbedarfsnorm
32. Ph. Schwarz, in: Deutsches Ärzteblatt 1970, S. 483 ff.
33. W. Heupke, G. Rost, Was enthalten unsere Nahrungsmittel? Frankfurt/M.
34. R. Steiner, Ita Wegman, Grundlegendes für eine Erweiterung der Heilkunst nach geisteswissenschaftlichen Erkenntnissen (1925). Dornach 1977, GA 27
35. Friedrich Lorenz, „Das Schwert Michaels". In Wochenschrift, „Das Goetheanum" 18. 9. 1977
36. aus: DGE, kleine Nährwerttabelle 1961. Souci, Fachmann, Kraut: Die Zusammensetzung der Nahrungsmittel, 1972. (S. a. Anm. 33)
37. W. Schuphan, „Ertrag und Nahrungsqualität pflanzlicher Erzeugnisse" — Ernährungsumschau 21 / Heft 4, 74, S. 78
38. D. C. Burkitt, I. Waldenström, Schnellere Darmpassage bei Naturkost. Frankfurt 1972
39. W. Kollath, Getreide und Mensch, eine Lebensgemeinschaft. Bad Homburg v. d. H. 1964
40. O. Zeller, Reis, das Getreide Asiens. Demeter Blätter Nr. 24. Stuttgart 1978
41. R. Steiner, Vortrag 21. 3. 1913, Den Haag. In: Welche Bedeutung hat die okkulte Entwicklung . . . , a.a.O.
42. H. Krauß, Vollwertkost für Kranke und Erholungssuchende. Berlin/DDR 1964
43. F. Eichholz, Die biologische Milchsäure. Edenstiftung Bad Soden
44. A. Schöneck, Milchsäuregärung zuhause, Karlsruhe 1979

45. R. Steiner, „Über die Bienen“, Vorträge vor den Arbeitern am Goetheanumbau. In: Mensch und Welt. Das Wirken des Geistigen in der Natur. Über das Wesen der Bienen. Dornach 1978, GA 351
46. Gerhard Schmidt, Dynamische Ernährungslehre. Band II, S. 188—194
47. W. Heine, Von der Bedeutung der Bienen. Ernährungsrundbried Nr. 25 und Nr. 18
48. H. Glatzel, s. Anm. 18
49. F. Zwilgmeyer, Verhalten nach Tisch. Ernährungsrundbrief Nr. 34
50. M. Geuter, Kräuter in der Ernährung. Schaffhausen 1976
51. R. Steiner, Das Matthäusevangelium. Vortrag, Bern 6. 9. 1910. Dornach 1978, GA 123
52. R. Steiner, Vortrag vom 30. 7. 1924 vor Arbeitern am Goetheanumbau. In: Rhythmen im Kosmos und im Menschenwesen. Dornach 1980, GA 350
53. R. Hauschka, Ernährungslehre. Frankfurt/M. 1951
54. Das wertvolle Diätetikum ist zu beziehen von dem Topinamburzüchter Dr. G. A. Küppers-Sonnenberg, 3101 Müden-Örtze, Kreis Celle. Dort sind auch Merkblätter anzufordern
55. K. Müller-Touraine, Einiges über Rheuma und Diät. Ernährungsrundbrief Nr. 32
56. R. Steiner, Vortrag vom 27. 10. 1922
57. U. Renzenbrink, Ernährungs-Rundbrief Nr. 38
58. U. Renzenbrink, Ernährungs-Rundbrief Nr. 37
59. R. Steiner, Die Geheimwissenschaft im Umriß (1910). Kap. Schlaf und Tod. Dornach 1977, GA 13
60. R. Steiner, Theosophische Moral. In: Christus und die menschliche Seele. Dornach 1960, GA 155
61. R. Steiner, Vortrag vom 31. 12. 1922. In: Das Verhältnis der Sternenwelt zum Menschen und des Menschen zur Sternenwelt. — Die geistige Kommunion der Menschheit (1922). Dornach 1966, GA 219
61a. E.-M. Kranich, Die Formensprache der Pflanze. Grundlinien einer kosmologischen Botanik, Stuttgart ²1980
62. R. Steiner, Vortrag vom 24. Mai 1912. In: Christus und die menschliche Seele. Dornach 1960, GA 195
63. S. auch Rezeptheft des Arbeitskreises für Ernährungsforschung „Die Zubereitung von Getreide“ und „Zeitgemäße Getreideernährung“, Rudolf Gering-Verlag, Dornach
64. Bezugsquellen: Beratung durch den Arbeitskreis für Ernährungsforschung, Bad Liebenzell
65. Bezugsquelle: Bauckhof-Versand, Klein-Süstedt, 3110 Uelzen 9

66. Sekowa-Spezial-Backferment nach Hugo Erbe Backtechnik GmbH, Postfach 80, 6364 Florstadt 1
67. Da nicht überall bekannt ist, welche Getreideerzeugnisse in Demeter-Qualität jeweils im Handel angeboten werden, empfiehlt es sich, beim Demeter-Bund e. V. (Wellingstr. 24, 7000 Stuttgart 75) eine entsprechende Liste anzufordern; gegebenenfalls auch Angaben über die Verkaufsstellen im Wohnbereich
68. Bezugsquelle: Reform-Service Donfeu I-Köppel, CH-9443 Widnau, Gartenstraße 10
69. Bezugsquelle: „Perfecto-Turmdünster" Rello-Gerätebau, 5880 Lüdenscheid, Postfach 14 46
70. Nach dem Rezeptheft des Arbeitskreises für Ernährungsforschung

ARBEITSKREIS FÜR ERNÄHRUNGSFORSCHUNG

Der Arbeitskreis für Ernährungsforschung wurde 1970 von Dr. med. Udo Renzenbrink als gemeinnütziger Verein gegründet. Aus kleinen Anfängen heraus wuchsen die Aufgaben, so daß eine Ausbildungsstätte mit entsprechend ausgestatteten Räumen durch die Hilfe zahlreicher Freunde und Interessenten errichtet und Ostern 1977 bezogen werden konnte: das „Haus der Ernährung" in Bad Liebenzell-Unterlengenhardt (Nord-Schwarzwald).

Die Aufgabe des Vereins ist die Förderung einer den ganzen Menschen erfassenden Ernährungsforschung und Diätetik. Um die damit verbundenen vielfältigen Themenkreise sachgemäß anzugehn, sind immer wieder qualifizierte Mitarbeiter willkommen, die schöpferische Begeisterung und neue, tragfähige Ideen mitbringen.

Notwendig ist es auch, daß die Zahl der Mitglieder und Freunde weiterhin stetig wächst, da der Arbeitskreis nur durch Beiträge, Spenden, Darlehen und Nachlässe die zur Erfüllung seiner Aufgaben notwendigen Mittel erhält.

Weitere Informationen:

ARBEITSKREIS FÜR ERNÄHRUNGSFORSCHUNG e. V.

Zwerweg 19 · D-7263 Bad Liebenzell